国家卫生和计划生育委员会"十二五"规划教材
全国中等卫生职业教育教材

供护理、助产专业用

护理管理基础

主　编　朱爱军

副主编　张彩云　冯开梅

编　者（以姓氏笔画为序）

王晓玲（山东省莱阳卫生学校）

冯开梅（山东省莱阳卫生学校）

朱爱军（定西师范高等专科学校）

刘书莲（郑州市卫生学校）

刘慧琴（定西师范高等专科学校）（兼秘书）

张彩云（兰州大学第一医院）

战金霞（山东省烟台护士学校）

骆焕丽（河南护理职业学院）

秦元梅（河南中医学院第一附属医院）

人民卫生出版社

图书在版编目（CIP）数据

护理管理基础/朱爱军主编. —北京：人民卫生出版社，
2015

ISBN 978-7-117-20730-0

Ⅰ.①护…　Ⅱ.①朱…　Ⅲ.①护理学-管理学-中等专业
学校-教材　Ⅳ.①R47

中国版本图书馆 CIP 数据核字（2015）第 093871 号

| 人卫社官网　www. pmph. com | 出版物查询，在线购书 |
| 人卫医学网　www. ipmph. com | 医学考试辅导，医学数据库服务，医学教育资源，大众健康资讯 |

护理管理基础

主　　编：朱爱军
出版发行：人民卫生出版社（中继线 010-59780011）
地　　址：北京市朝阳区潘家园南里 19 号
邮　　编：100021
E - mail：pmph @ pmph. com
购书热线：010-59787592　010-59787584　010-65264830
印　　刷：中农印务有限公司
经　　销：新华书店
开　　本：787×1092　1/16　印张：12
字　　数：300 千字
版　　次：2015 年 6 月第 1 版　2023 年 1 月第 1 版第 11 次印刷
标准书号：ISBN 978-7-117-20730-0/R·20731
定　　价：26.00 元

打击盗版举报电话：010-59787491　E-mail：WQ @ pmph. com
（凡属印装质量问题请与本社市场营销中心联系退换）

出 版 说 明

为全面贯彻党的十八大和十八届三中、四中全会精神,依据《国务院关于加快发展现代职业教育的决定》要求,更好地服务于现代卫生职业教育快速发展的需要,适应卫生事业改革发展对医药卫生职业人才的需求,贯彻《医药卫生中长期人才发展规划(2011—2020年)》《现代职业教育体系建设规划(2014—2020年)》文件精神,人民卫生出版社在教育部、国家卫生和计划生育委员会的领导和支持下,按照教育部颁布的《中等职业学校专业教学标准(试行)》医药卫生类(第一辑)(简称《标准》),由全国卫生职业教育教学指导委员会(简称卫生行指委)直接指导,经过广泛的调研论证,启动了全国中等卫生职业教育第三轮规划教材修订工作。

本轮规划教材修订的原则:①明确人才培养目标。按照《标准》要求,本轮规划教材坚持立德树人,培养职业素养与专业知识、专业技能并重,德智体美全面发展的技能型卫生专门人才。②强化教材体系建设。紧扣《标准》,各专业设置公共基础课(含公共选修课)、专业技能课(含专业核心课、专业方向课、专业选修课);同时,结合专业岗位与执业资格考试需要,充实完善课程与教材体系,使之更加符合现代职业教育体系发展的需要。在此基础上,组织制订了各专业课程教学大纲并附于教材中,方便教学参考。③贯彻现代职教理念。体现"以就业为导向,以能力为本位,以发展技能为核心"的职教理念。理论知识强调"必需、够用";突出技能培养,提倡"做中学、学中做"的理实一体化思想,在教材中编入实训(实践)指导。④重视传统融合创新。人民卫生出版社医药卫生规划教材经过长时间的实践与积累,其中的优良传统在本轮修订中得到了很好的传承。在广泛调研的基础上,修订教材与新编教材在整体上实现了高度融合与衔接。在教材编写中,产教融合、校企合作理念得到了充分贯彻。⑤突出行业规划特性。本轮修订紧紧依靠卫生行指委,充分发挥行业机构与专家对教材的宏观规划与评审把关作用,体现了国家规划教材一贯的标准性、权威性、规范性。⑥提升服务教学能力。本轮教材修订,在主教材中设置了一系列服务教学的拓展模块;此外,教材立体化建设水平进一步提高,根据专业需要开发了配套教材、网络增值服务等,大量与课程相关的内容围绕教材形成便捷的在线数字化教学资源包,为教师提供教学素材支撑,为学生提供学习资源服务,教材的教学服务能力明显增强。

人民卫生出版社作为国家规划教材出版基地,获得了教育部中等职业教育专业技能课教材选题立项24个专业的立项选题资格。本轮首批启动了护理、助产、农村医学、药剂、制药技术专业教材修订,其他中职相关专业教材也将根据《标准》颁布情况陆续启动修订。

全国卫生职业教育教学指导委员会

全国中等卫生职业教育"十二五"规划教材目录

护理、助产专业

序号	教材名称	版次	课程类别	所供专业	配套教材
1	解剖学基础 *	3	专业核心课	护理、助产	√
2	生理学基础 *	3	专业核心课	护理、助产	
3	药物学基础 *	3	专业核心课	护理、助产	√
4	护理学基础 *	3	专业核心课	护理、助产	√
5	健康评估 *	2	专业核心课	护理、助产	√
6	内科护理 *	3	专业核心课	护理、助产	√
7	外科护理 *	3	专业核心课	护理、助产	√
8	妇产科护理 *	3	专业核心课	护理、助产	√
9	儿科护理 *	3	专业核心课	护理、助产	√
10	老年护理 *	3	老年护理方向	护理、助产	√
11	老年保健	1	老年护理方向	护理、助产	
12	急救护理技术	3	急救护理方向	护理、助产	√
13	重症监护技术	2	急救护理方向	护理、助产	
14	社区护理	3	社区护理方向	护理、助产	√
15	健康教育	1	社区护理方向	护理、助产	
16	解剖学基础 *	3	专业核心课	助产、护理	√
17	生理学基础 *	3	专业核心课	助产、护理	√
18	药物学基础 *	3	专业核心课	助产、护理	√
19	基础护理 *	3	专业核心课	助产、护理	√
20	健康评估 *	2	专业核心课	助产、护理	√
21	母婴护理 *	1	专业核心课	助产、护理	√

续表

序号	教材名称	版次	课程类别	所供专业	配套教材
22	儿童护理 *	1	专业核心课	助产、护理	√
23	成人护理（上册）—内外科护理 *	1	专业核心课	助产、护理	√
24	成人护理（下册）—妇科护理 *	1	专业核心课	助产、护理	√
25	产科学基础 *	3	专业核心课	助产	√
26	助产技术 *	1	专业核心课	助产	√
27	母婴保健	3	母婴保健方向	助产	√
28	遗传与优生	3	母婴保健方向	助产	
29	病理学基础	3	专业技能课	护理、助产	√
30	病原生物与免疫学基础	3	专业技能课	护理、助产	√
31	生物化学基础	3	专业技能课	护理、助产	
32	心理与精神护理	3	专业技能课	护理、助产	
33	护理技术综合实训	2	专业技能课	护理、助产	√
34	护理礼仪	3	专业技能课	护理、助产	
35	人际沟通	3	专业技能课	护理、助产	
36	中医护理	3	专业技能课	护理、助产	
37	五官科护理	3	专业技能课	护理、助产	√
38	营养与膳食	3	专业技能课	护理、助产	
39	护士人文修养	1	专业技能课	护理、助产	
40	护理伦理	1	专业技能课	护理、助产	
41	卫生法律法规	3	专业技能课	护理、助产	
42	护理管理基础	1	专业技能课	护理、助产	

农村医学专业

序号	教材名称	版次	课程类别	配套教材
1	解剖学基础 *	1	专业核心课	
2	生理学基础 *	1	专业核心课	
3	药理学基础 *	1	专业核心课	
4	诊断学基础 *	1	专业核心课	
5	内科疾病防治 *	1	专业核心课	
6	外科疾病防治 *	1	专业核心课	
7	妇产科疾病防治 *	1	专业核心课	
8	儿科疾病防治 *	1	专业核心课	
9	公共卫生学基础 *	1	专业核心课	
10	急救医学基础 *	1	专业核心课	
11	康复医学基础 *	1	专业核心课	
12	病原生物与免疫学基础	1	专业技能课	
13	病理学基础	1	专业技能课	
14	中医药学基础	1	专业技能课	
15	针灸推拿技术	1	专业技能课	
16	常用护理技术	1	专业技能课	
17	农村常用医疗实践技能实训	1	专业技能课	
18	精神病学基础	1	专业技能课	
19	实用卫生法规	1	专业技能课	
20	五官科疾病防治	1	专业技能课	
21	医学心理学基础	1	专业技能课	
22	生物化学基础	1	专业技能课	
23	医学伦理学基础	1	专业技能课	
24	传染病防治	1	专业技能课	

药剂、制药技术专业

序号	教材名称	版次	课程类别	配套教材
1	基础化学 *	1	专业核心课	
2	微生物基础 *	1	专业核心课	
3	实用医学基础 *	1	专业核心课	
4	药事法规 *	1	专业核心课	
5	药物分析技术 *	1	专业核心课	
6	药物制剂技术 *	1	专业技能课	
7	药物化学 *	1	专业技能课	
8	会计基础	1	专业技能课	
9	临床医学概要	1	专业技能课	
10	人体解剖生理学基础	1	专业技能课	
11	天然药物学基础	1	专业技能课	
12	天然药物化学基础	1	专业技能课	
13	药品储存与养护技术	1	专业技能课	
14	中医药基础	1	专业核心课	
15	药店零售与服务技术	1	专业技能课	
16	医药市场营销技术	1	专业技能课	
17	药品调剂技术	1	专业技能课	
18	医院药学概要	1	专业技能课	
19	医药商品基础	1	专业核心课	
20	药理学	1	专业技能课	

注:1. * 为"十二五"职业教育国家规划教材。
　　2. 全套教材配有网络增值服务。

护理专业编写说明

根据教育部的统一部署，全国卫生职业教育教学指导委员会组织全国百余所中等卫生职业教育相关院校，进行了全面、深入、细致的护理专业岗位、教育调查研究工作，制订了护理专业教学标准。标准颁布后，全国卫生行指委全力支持人民卫生出版社规划并出版助产专业国家级规划教材。

本轮教材的特点是：①体现以学生为主体、"三基五性"的教材建设与服务理念：注重融传授知识、培养能力、提高素质为一体，重视培养学生的创新、获取信息及终身学习的能力，注重对学生人文素质的培养，突出教材的启发性。②满足中等卫生职业教育护理专业的培养目标要求：坚持立德树人，面向医疗、卫生、康复和保健机构等，培养从事临床护理、社区护理和健康保健等工作，德智体美全面发展的技能型卫生专业人才。③有机衔接高职高专护理专业教材：在深入研究人卫版三年制高职高专护理专业规划教材的基础上确定了本轮教材的内容及结构，为建立中高职衔接的立交桥奠定基础。④凸显护理专业的特色：体现对"人"的整体护理观、"以病人为中心"的优质护理指导思想；护理内容按照护理程序进行组织，教材内容与工作岗位需求紧密衔接。⑤把握修订与新编的区别：本轮教材是在"十一五"规划教材基础上的完善，因此继承了上版教材的体系和优点，同时注入了新的教材编写理念、创新教材编写结构、更新陈旧的教材内容。⑥整体优化：本套教材注重不同层次之间，不同教材之间的衔接；同时明确整体规划，要求各教材每章或节设"学习目标""工作情景与任务"模块，章末设"思考题或护考模拟"模块，全书末附该课程的实践指导、教学大纲、参考文献等必要的辅助内容。⑦凸显课程个性：各教材根据课程特点选择性地设置"病案分析""知识窗""课堂讨论""边学边练"等模块，50学时以上课程编写特色鲜明的配套学习辅导教材。⑧立体化建设：全套教材创新性地编制了网络增值服务内容，每本教材可凭封底的唯一识别码进入人卫网教育频道（edu.ipmph.com）得到与该课程相关的大量的图片、教学课件、视频、同步练习、推荐阅读等资源，为学生学习和教师教学提供强有力的支持。⑨与护士执业资格考试紧密接轨：教材内容涵盖所有执业护士考点，且通过章末护考模拟或配套教材的大量习题帮助学生掌握执业护士考试的考点，提高学习效率和效果。

全套教材共29种，供护理、助产专业共用。全套教材将由人民卫生出版社于2015年7月前分两批出版，供全国各中等卫生职业院校使用。

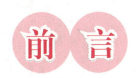

前言

　　护理管理基础是将管理学的理论、方法与护理管理实践相结合的应用型学科，作为中等职业学校护理、助产专业的选修课，是提高学生人文素质修养的主干课程，也是护士执业资格考试的重要内容。

　　本教材编写依据教育部公布的《中等职业学校护理专业教学标准（试行）》和《中等职业学校助产专业教学标准（试行）》，在全国卫生职业教育教学指导委员会的组织下，以现代职业教育理论为指导，始终围绕护理、助产专业的培养目标，结合本课程在护理、助产专业的地位和作用，确定教学内容、知识点和能力结构，注重学生职业素养培养。既保证知识的完整性和系统性，突出临床实用和岗位需要的针对性，又突显中等职业教育"必需、够用"的特点。编写团队中有护理、助产行业专家，编写内容对接行业标准，与国家卫生和计划生育委员会最新行业标准要求接轨，内容丰富，重点难点突出，文字简洁，通俗易懂，目标具体明确。

　　本教材共有9章，内容包括绪论、卫生服务体系、计划工作、组织工作、人力资源管理、领导工作、控制工作、护理质量管理、护理与法。主要突出以下特色：一是以情景导入作为切入点，引领本章节的知识，增加了学生的兴趣和感性认识。二是理论与实践紧密结合，帮助学生理解管理学的基本知识和理论，注重学生护理质量、安全意识的养成。三是紧密结合护理工作岗位。四是具有丰富临床经验的专家参与编写，使知识、技能更贴近临床。五是自测题按照护士执业考试要求，注重案例解析、能力培养，提高护生对临床实际问题的分析能力和解决问题的能力。

　　本教材由全国5所院校的7名专业教师和2所三级甲等医院临床一线的2名护理、助产专家合作编写而成。在编写过程中，凝聚了全体编者的智慧和心血，同时也得到了各参编单位领导和同事的大力支持，在此一并表示诚挚的谢意。

　　本教材的编写参考和吸取了国内外有关教材、论著和文献中的理论、观点和方法，特将主要参考文献附于书后,以表示衷心的感谢。

由于编者的能力和水平有限,教材难免存在疏漏之处,敬请广大师生、护理同仁及读者批评指正。

朱爱军

2015 年 6 月

目 录

第一章 绪 论

　　管理活动是人类活动中最重要的一项活动,是一切有组织的活动必不可少的组成部分。在现代社会中,不管人们从事何种职业,事实上,人人都在参与管理。管理是人类生存、进步和发展的一种途径和手段。护理管理在提高护理工作质量、医院管理水平以及促进医药卫生事业发展、满足人民群众健康需求等方面起着越来越重要的作用。

第一节　管理与管理学

导学案例与思考

导学案例:

　　在一次管理经验交流会上,有2位院长分别介绍了各自有效管理的经验。甲院长认为,医院首要的资产是职工,只有职工们把个人的命运与医院的命运紧密联系在一起,才能充分发挥他们的聪明才智,为患者服务,为医院着想。因此,医院管理者有什么问题,都应该与职工多沟通,平时关注职工的需求,满足职工学习、娱乐、晋升等合理需求。在甲医院,职工们普遍以院为家,一心一意谋医院发展。患者满意度大幅度提高。乙院长认为,只有实行严格的管理才能保证各项活动的顺利开展。因此,医院要制订严格的规章制度和岗位责任制,建立严密的控制体系。在乙医院,职工们严格遵守医院规章制度,医疗服务质量高,医院蓬勃发展。

思考:

1. 理解管理的意义、基本特征和基本要素。
2. 分析甲、乙两位院长管理的特点。

一、管理与管理学的概念

（一）管理的概念

关于管理的概念,不同的管理学派,从不同的角度做出了不同的解释。强调管理职能者认为"管理就是计划、组织、指挥、协调和控制";强调决策作用者认为"管理就是决策";强调工作任务者认为"管理就是由一个或者更多的人来协调他人的活动,以便收到个人单独活动所不能收到的效果而进行的活动"。最通俗的说法,管理就是管人理事,即通过管人来理事。

国内外管理学界比较公认的观点认为,管理(management)是一定组织中的管理者,通过实施计划、组织、人员配备、领导、控制等职能来协调他人的活动,使别人同自己一起来实现既定目标的活动过程。这个定义包含三层意思:第一,管理的目的是实现组织目标;第二,管理者要有效协调人、财、物、时间、信息等资源;第三,管理者要通过计划、组织、人员配备、领导、控制等管理过程来实现(图1-1)。

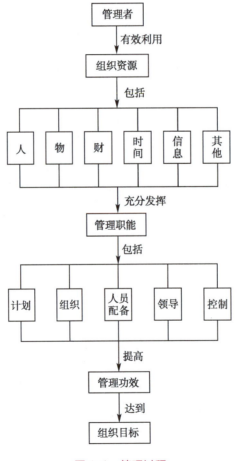

图 1-1　管理过程

（二）管理学的概念

随着生产力的不断发展,管理活动内容日益丰富,人们越来越认识到,管理活动存在着一定的规律性。管理学(science of management)是一门系统地研究管理过程的普遍规律、基本原理和一般方法的学科。它是自然科学与社会科学相互交叉而产生的一门边缘性的应用学科,具有广泛性、综合性、实践性等特点。

二、管理的基本特征

（一）管理的二重性

管理的二重性是指管理具有自然属性和社会属性。管理的自然属性是指与生产力、社会化大生产相联系的属性,具有普遍性和共性。管理的社会属性是指与生产关系、社会制度相联系的属性,具有特殊性和个性。管理的自然属性和社会属性是相互联系、相互制约的。正确认识管理的二重性,有利于指导管理实践。管理的自然属性告诉我们,可以大胆学习、借鉴国外先进的管理经验和方法,为我所用。管理的社会属性要求我们,引进国外先进的管理经验和方法时,要结合我国的实际情况,从实际出发,开展各种管理活动。

（二）管理的科学性和艺术性

管理的科学性是指人们不断探索、总结出了一套比较完整的反映管理过程客观规律的概念、原理、原则和方法等知识体系,可以指导具体的管理实践。管理的艺术性是指管理者能够灵活、富有创造性地运用管理原理、原则和方法来达到管理目的的才能和技巧。管理的科学性和艺术性是相互依赖、相辅相成的。有效的管理是科学性与艺术性的有机结合。

（三）管理的普遍性和目的性

管理的普遍性表现在管理活动涉及范围的广泛性,在人类活动的领域内,管理活动无处不在。管理具有明确的管理目的,任何管理活动都是为了实现一定的管理目的而实施的。

三、管理的基本要素

管理作为一项社会活动,一般认为有 4 个基本要素。

（一）管理主体

管理主体是指从事管理活动的个体或群体。

（二）管理客体

管理客体是指管理活动的作用对象,包括人、财、物、时间、信息等组织所拥有的资源。通常把人、财、物称为管理活动的硬件;把时间和信息称为管理活动的软件。

1. 人　人是管理的主要对象,也是组织的第一资源。人力资源的管理目标是以人为本,人尽其才,才尽其用,最大限度地提高人力资源的价值。

2. 财　财的管理是指按照经济规律办事,对资金的分配和使用进行管理,以保证有限的资金产生最大的效益。

3. 物　物主要指设备、材料、仪器、能源等。应保证做到最优配置、最佳组合、物尽其用,提高利用率。防止积压、浪费、损坏是管理的重要内容之一。

4. 时间　时间反映速度、速率。有效管理的显著特点就是珍惜时间,少花时间多办事。

5. 信息　信息是指具有一定价值的新内容、新知识和新消息。信息的管理包括广泛收集信息、精确加工和提取信息、快速准确传递信息、科学利用和开发信息等。

6. 其他　管理的其他对象包括空间资源、社会信用等资源。

管理对象是一个相互联系的整体(图 1-2)。

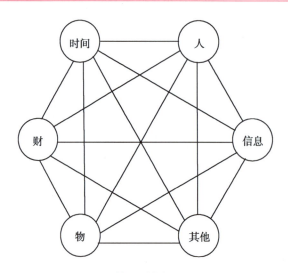

图 1-2　管理对象相互关系图

（三）管理目标

管理目标即管理所要达到的目的。尽管各种管理活动的主客体不同、内容不同、范围不同，但有目标是它们的共同特征。没有目标，就没有管理。

（四）管理方法和手段

管理方法是指为了达到管理目标和实现管理职能，管理者作用于管理对象的工作方式和方法。管理方法侧重于"软件"，常用的方法有行政管理、经济管理、法律管理、思想教育及数量分析方法等。管理手段是指管理者在管理中所采用的物质条件和管理工具，管理手段侧重于"硬件"，如信息化的程度、计算机的使用等。

以上4个基本要素缺一不可。总体看，管理活动就是管理主体为达到一定的目的，运用一定的方法和手段对管理对象发生影响和作用的过程。

四、管理的职能

管理的职能是指管理的职责和功能，是管理活动内容的理论概括。在"管理的职能"问题上，管理学家的分歧不亚于在"管理的定义"上的分歧。20世纪50年代，美国管理学家哈罗德·孔茨（Harold Koontz）和西里尔·奥唐奈（Cyril O'Donnell）提出了计划、组织、人员配备、领导和控制5种管理职能。本教材将从这5种职能进行阐述。

计划是指制订目标及实现途径；组织是指资源和活动的最佳配置；人员配备是指人力资源的有效利用和开发；领导是激励员工完成组织目标；控制是衡量实际工作并纠正偏差。

第二节　护理管理概述

护理在实际工作中涉及大量的管理问题，高效的管理不仅可以使护理系统实现有效的运转，而且可以不断地提高护理工作质量。

一、护理管理的概念和任务

（一）护理管理的概念

护理管理属于专业领域管理。世界卫生组织（WHO）把护理管理（nursing management)定义为:为了提高人们的健康水平,系统地利用护士的潜在能力和有关其他人员或设备、环境,以及社会活动的过程。该定义强调了以下几个要素:①护理管理的最高目标是提高人民的健康水平。②护理管理是一个系统过程,管理的对象处于一个系统之中。③护理管理的要素包括以护士为主的有关人力资源、物资设备资源、环境和社会资源等。

现代护理功能是以增进人类健康为主,包括增进健康、预防疾病、恢复健康、减轻痛苦。为了实施高质量的护理,不仅要明确护理的功能,确立护理组织,而且还要实施科学有效的管理。

 知识窗

南丁格尔对护理管理的主要贡献

近代护理管理是从南丁格尔时期开始的。南丁格尔对护理管理的主要贡献有:①创立了一套护理管理制度。②提出了对医院设备及环境方面的管理要求。③提高了护理工作效率及护理质量。④创建了世界上第一所护士学校,要求护理人员必须经过专门的培训,护理管理者也必须接受一定的管理训练。

(二)护理管理的任务

护理管理的任务是运用管理学的理论和方法来研究护理工作的特点,找出规律性,对护理工作中的诸要素进行科学的计划、组织、人员配备、领导、控制,确保提供正确、及时、安全、有效、完善的护理服务,提高护理工作质量。

二、护理管理的特点

(一)广泛性

护理管理的广泛性,主要体现在管理范围广泛、参与管理的人员众多两方面。护理管理的范围广泛,包括组织管理、人员管理、业务流程管理、质量管理、病房管理、门诊管理、物资管理、科研管理、教学管理、信息管理等。参与护理管理的人员除了不同层次的护理管理者,如护理副院长、护理部主任、科护士长、护士长,各个部门各个班次的护士也参与护理管理。也就是说,护理队伍中每一位人员所担任的工作中都有管理活动,承担管理责任,这就要求所有护理人员都要学习护理管理知识,具备一定的管理能力。

(二)综合性

管理是一项综合性的活动。护理管理既要综合利用管理学的理论和方法,又要考虑护理工作的特点和影响因素,充分利用有关资源,将理论和实践加以综合应用。

(三)实践性

在护理管理中,管理者将管理的思想和方法运用到护理实践中,处理和解决实际问题。进行有效的护理管理,必须综合分析各种因素,充分利用有关资源。

(四)专业性

护理工作具有很强的专业科学性、专业服务性、专业技术性。因此,护理管理必须适应护理工作的特点,注意培养护士应用护理程序、独立解决问题的能力,注意培养护理人员良好的工作责任感、严谨求实的工作作风和严肃认真的工作态度。

三、护理管理的发展趋势

（一）人性化

从根本上讲，管理是以人为中心的管理。人的管理核心是解决两方面的问题：调动人的积极性和挖掘人的创造力。护理管理的人性化表现为：对外，以患者为中心，为患者提供最好的护理服务；对内，以护士为中心，努力实现护士满意。只有两方面并重，才能构建和谐的护患关系。

（二）科学化

护理管理人员将管理科学的理论和技术应用于护理管理实践，提高了护理管理的效率和效果。从发展的趋势看，护理管理者，应既是护理专家，又是管理专家，管理科学将更广泛地与护理管理实践相结合，各种科学的管理技术和方法将成为护理管理人员提高质量与效率的重要工具。

（三）标准化

引入公认的标准体系规范护理管理工作，是近年来护理管理发展的一个趋势。许多发达国家护理管理的潮流是引入 ISO 系列质量管理体系，我国一些医院也相继通过了 ISO 系列认证。实践证明，建立和实行 ISO 系列质量认证，能切实体现"以病人为中心"的护理理念，提高护理质量，增强医院竞争力。

（四）国际化

护理管理的国际化是指不同国家之间护理管理理念和方法相互借鉴、护士互相交流、护理科研相互合作等。随着经济全球化，人口资源跨国流动引起病源和医疗服务国际化，护理管理的国际化日益引起各国护理界的重视。

（五）智能化

护理信息系统的建立和完善改变了传统的护理工作模式，在护理质量管理、人力资源管理、物资管理以及病人安全管理等方面取得了很大成效，对提高护理质量，促进护理管理的科学化、规范化具有重要意义。

四、护理管理学

（一）护理管理学的概念

护理管理学（science of nursing management）是研究护理管理活动中普遍规律、基本原理、方法和技术的学科。它根据护理学的特点，运用管理学的原理和方法，对护理工作中的人员、技术、设备、信息等诸要素进行科学的计划、组织、领导和控制，从而提高护理工作的效率和质量，更好地满足人们的健康需求。

（二）护理管理学的研究对象

护理管理学研究的范围很广，凡护理学研究的领域或护理活动所涉及的范围，都是护理管理学的研究范围。其研究对象可概括为以下 3 个方面：

1. 护理内容　包括护理理论、护理实践、护理教育、护理科研等。

2. 护理管理过程　包括护理计划工作、护理组织工作、护理人员配备、护理领导工作、护理控制工作等。

3. 护理资源　包括护理人力资源、财产资源、物质资源、时间资源、信息资源等。

第三节　管理理论

管理理论的形成经历了一个漫长的历史发展过程。发展到现在,大体经历了早期管理实践－管理思想－管理理论的发展过程。

一、中国古代管理实践活动和管理思想

中国古代的管理实践活动具有悠久的历史。我国的长城、都江堰等建设工程,在一定程度上显示了我国古代的系统管理实践活动。中国有着数千年的文明史,在浩如烟海的文史资料中蕴藏着极其丰富的管理思想。下面介绍几种管理思想。

（一）顺道

中国历史上的"道"有多种含义,属于主观范畴的"道"指治国的理论,属于客观范畴的"道"指客观规律。"顺道"指管理要顺应客观规律。"顺道"是中国传统管理活动的重要指导思想。根据这种思想,管理者必须做到以下几点:第一,辨道,辨识客观规律;第二,顺道,根据客观规律的要求组织管理活动。

（二）重人

重人包括两个方面:一是重人心向背,二是重人才归离。治理国家,办成事业,人是第一位的,我国历来讲究重人之道,用人之道。得民是治理、兴国之本。欲得民必先得民心。得人才是得人的核心。我国素有"求贤若渴"一说,表示对人才的重视。

（三）求和

和则兴邦,和则生财。"和"就是调整人际关系。天时、地利、人和是人们普遍认为的事业成功三要素。其中,人和是发挥天时、地利作用的先决条件,"天时不如地利,地利不如人和。"

（四）法治

法律是国家制定或认可的体现统治阶级意志,以国家强制力保证实施的行为规则的总和。法治就是根据法律,而非君主或官吏的个人好恶来调整社会、经济、政治关系,组织社会、经济、政治活动。

（五）守信

祸莫大于无信。办一切事情都要守信。信誉是人类社会人们之间建立稳定关系的基础,是国家兴旺和事业成功的保证。这是我国长期管理实践中产生的信条。治理国家,言而无信,出尔反尔,政策多变,从来都是大忌。商品质量、价格、交货期,以至于借贷往来都要讲究一个"信"字。

虽然中国早期的管理思想萌芽出现较早,甚至在某些方面的运用堪称典范,但由于缺乏系统的阐述,没有形成管理的科学理论。

二、西方管理理论

西方管理理论的发展按时间可以划分为三个阶段:古典管理学阶段（19世纪末至20世纪30年代）、行为科学阶段（20世纪40年代至20世纪60年代）和科学管理阶段（20世纪60年代之后）。

（一）古典管理理论

古典管理理论是以"经济人"假设为基础的以物为中心的"物本"管理理论。它认为工人工作是为了获取经济利益,经济利益是驱动工人提高劳动生产率的主要动力,代表性的理论主要有泰勒的科学管理理论、法约尔的管理过程理论和韦伯的行政组织理论等。

1. 科学管理理论　费雷德里克·温斯洛·泰勒(Frederick Winslow Taylor,1856—1915),是美国著名发明家和古典管理学家,他进行了著名的搬运生铁实验、铁锹实验、金属切割实验。通过这三个实验主要解决两个问题:如何提高工人的劳动生产率和如何提高组织的管理效率。1911年出版了《科学管理原理》一书,标志着科学管理理论的形成。

（1）主要内容:科学管理理论的基本出发点是提高劳动生产率,其主要内容有:①实现工具标准化和操作标准化。②推行定额管理。③能力与工作相适应。④实行差别计件工资制。⑤将计划职能和执行职能分开。⑥实行职能工长制。⑦强调例外原则。⑧劳资双方共同协作。

（2）在护理管理中的应用:科学管理理论对护理管理产生了深刻的影响,主要应用有:①提出了专业化分工,早期实行了功能制护理。②在护理技术操作方面,制订了护理技术的操作规程和各项护理工作标准。③改善工作条件和环境,使护理用物、仪器、药品规格化,放置位置标准、统一、固定,方便使用,提高工作效率和质量。

 历史长廊

科学管理之父

费雷德里克·温斯洛·泰勒(Frederick Winslow Taylor,1856—1915)出生于美国一个富裕的家庭,18岁以优异的成绩考入哈佛大学法律系,后因眼病被迫辍学。他从工厂的一名学徒做起,由一名普通工人升至车间管理员、工长,最后任总工程师。他通过一系列科学实验创造性地提出了一整套"科学管理理论",被后人尊称为"科学管理之父"。

泰勒兴趣十分广泛,而且样样精通。他是网球冠军,修改了棒球比赛规则,取得了100多个专利权。他的创造力和他一生的辛劳都缘于他根深蒂固,有时甚至显得盲目的对效率及测量的信念。

2. 管理过程理论　法国的亨利·法约尔(Henri Fayol,1841—1925),被称为管理过程之父或现代经营管理之父。他着重研究如何通过管理职能和高层管理工作来提高劳动生产率。其代表著作是《工业管理与一般管理》。

（1）主要内容:①管理职能:任何企业都有6种不同的基本活动,即管理活动、技术活动、商品活动、财务活动、安全活动、会计活动。管理活动是其中之一,它包含计划、组织、指挥、协调、控制5种职能。②归纳了14条一般管理原则。分工;权力与职责相适应;纪律严明;统一命令;统一指挥;个人利益服从整体利益;报酬公平;权力集中;等级链明确;秩序;公正;人员稳定;鼓励首创精神;团队精神。

（2）在护理管理中的应用:①运用管理职能做好护理管理工作。②医院设立正式的护理管理组织系统,明确各级管理人员的职责与权力。③公平对待每一位护士,增强团队凝聚力。

3. 行政组织理论　德国的马克斯·韦伯(Max Weber,1864—1920),被称为"组织理论之父"。其代表著作《社会组织与经济组织理论》提出了"理想的行政组织体系",目的是解决管理组织结构优化问题。

（1）主要内容：①权力与组织：任何组织都必须以某种形式的权力作为基础。②理想的行政组织体系具有以下特征：明确的分工；自上而下的权力等级链；组织成员之间的关系是对事不对人；人员的任用通过正式的考核和培训实现，员工有固定的薪金和明文规定的晋升制度；严格的制度和纪律，有明文规定的升迁和严格的考核制度；除了特殊的职位是通过选举产生外，绝大多数职位成员实行委任制。

（2）在护理管理中的应用：①为功能制护理分工提供依据。②明确各级护理管理人员和护士的职责、权力。③根据岗位和分工不同，合理任用护理管理人员。

（二）行为科学理论

行为科学产生于20世纪20年代，正式形成一门学科是在20世纪40年代末到50年代初。行为科学的发展可以分为前后两个阶段，前期为人际关系学说，后期为行为科学理论。行为科学理论是利用许多学科的知识来研究人类行为的产生、发展和变化的规律，以预测控制和引导人的行为，达到充分发挥人的作用、调动人的积极性的目的。其前提是"社会人"假设，工人工作除了为了获取经济利益，还需要在社会活动中得到其他人的尊重，并寻求工作的乐趣。

1. 人际关系学说　原籍澳大利亚的美国哈佛大学心理学家乔治·埃尔顿·梅奥（George Elton Mayo，1880—1949）是人际关系学说的创始人，他主持了著名的"霍桑实验"。该实验分别研究照明、工作条件、访谈和计件奖金对生产效率的影响。长达8年的霍桑实验，展示了一个重要的结论：生产效率不仅受到生理方面、物质方面等因素的影响，更重要的是受到社会环境、社会心理等方面的影响。梅奥根据霍桑实验于1933年出版了《工业文明中人的问题》，提出了人际关系学说。人际关系学说的主要内容有：①人是"社会人"。工人不仅仅是"经济人"，还是"社会人"，其工作态度受情绪、心理、社会等多种因素的影响。②生产效率主要取决于职工的积极性，取决于人际关系。③职工中存在着非正式组织，这种无形的非正式组织更能影响职工的情绪，有时左右职工的行为。④科学的领导者应善于沟通与倾听，尽可能满足职工的需求，提高其满足感。

2. 行为科学理论　在梅奥等人创建的人际关系学说的基础上，20世纪50年代初，提出了"行为科学"这一名称，并提出用科学知识和方法研究人们的行为，从此行为科学开始形成。

（1）主要研究内容：行为科学的研究主要集中在以下几个方面：①关于人的需要、动机和激励的理论，其中最著名的是需要层次论和双因素理论。②关于管理中的"人性"的认识理论，其中最著名的是X理论–Y理论和不成熟–成熟理论。③关于领导方式的理论，代表性的是领导特质理论、领导行为理论、管理方格理论、领导的连续统一体理论、权变理论等。④群体行为理论，其中最著名的是群体动力学理论和敏感训练理论。

（2）在护理管理中的应用：①重视人的因素。②满足护士不同层次需要。③重视沟通，建立良好的人际关系。④重视激励和奖励。⑤主张采用参与式的管理方式，引导其产生与正式组织一致的目标。⑥关注非正式组织。

（三）现代管理理论

第二次世界大战之后，随着科学技术日新月异的发展，生产和组织规模急剧扩大，生产力迅速发展，生产的社会化程度不断提高，引起了人们对管理理论的普遍重视。许多学者结合自己学科的特点，如数学、法学、哲学、经济学、社会学、心理学等研究现代管理问题，因此形成了多种管理学派。美国管理学家孔茨把管理理论的各个学派称为"管理理论丛林"。

1. 现代管理理论的主要学派

（1）管理过程学派：又称管理职能学派。主要研究管理的过程和职能，将管理理论与管理职能联系起来。其代表人物是哈罗德·孔茨(Harold Koontz),他将管理的职能分为计划、组织、人事、领导和控制 5 项,强调协调是管理的本质。

(2)系统理论学派:该学派将组织作为一个有机整体,把各项管理业务看成相互联系的网络。其代表人物是弗莱蒙特·E·卡斯特(Fremont E. Kast)和詹姆斯·E·罗森茨维克(James E. Rosenzweig)。

(3)决策理论学派:管理过程就是决策过程,管理的核心就是决策。其代表人物是赫伯特·西蒙(Herbert Alexander Simon)。

(4)经验管理学派:又称案例学派。强调经验管理的重要性,认为管理应侧重于实际应用,应研究管理经验,通过对各类案例的研究为人们提供解决管理问题的有效方法。其代表人物是被尊为"大师中的大师""现代管理之父"的彼得·德鲁克(Peter F. Drucker)。

(5)管理科学学派:又称为数量学派、科学管理学派。要解决复杂系统中的管理问题,可以把运筹学、统计学和电子计算机用于管理决策,寻求最佳方案,以达到组织目标。其代表人物是埃尔伍德·斯潘塞·伯法(Elwood Spencer Buffa)。

(6)权变管理学派:在组织管理中要根据组织所处的内外环境条件的发展变化随机应变,没有一成不变、普遍适用、最好的管理理论和方法。该学派的代表人物是弗雷德·卢桑斯(Fred Luthans)。

现代管理理论学派众多,风格各异。这些管理理论使人类管理思想的宝库大大丰富起来,对管理实践有着重要的指导意义。尽管学派林立,但总的趋势是相互渗透和融合。

2. 现代管理理论在护理管理中的应用　重视运用系统的思维和权变的方法来指导护理管理工作;强调以人为本,尽量满足护士的合理需要,改善护士的工作条件和待遇,关心、爱护、尊重护士;强调护理决策的民主化和科学化;应用科学方法产生了护理程序的工作框架;强调根据病人差异,有针对性地进行个体护理;广泛应用计算机技术和数学、统计学、运筹学等技术,定量研究护理管理问题。

第四节　管理的基本原理和相应原则

 导学案例与思考

导学案例:

某医院内科共有护士 16 名,其中大专以上学历 13 名,护龄 10 年以上者 12 名。王某:本科学历,副主任护师,为该科护士长,工作一丝不苟,任劳任怨,严格按规章制度管理,不喜欢与护士交流,不喜欢听取护士的不同意见,在新一轮护士长竞聘中,王某落选,被调离内科。

思考:
1. 理解管理的基本原理和原则。
2. 分析王护士长落选的原因。

管理原理(theory of management)是对管理活动的本质及其规律的科学概括。管理原则(principle of management)是人们在对管理原理认识的基础上,引申出来的在管理活动中必须遵守的行为规范。现代管理原理主要包括四大原理:系统原理、人本原理、动态原理、效益

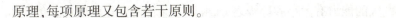

原理,每项原理又包含若干原则。

一、系统原理

任何管理都是对系统的管理,没有系统,就没有管理。现代管理的重要思想就是系统理论。系统是由相互联系、相互影响的若干部分或要素组成的具有特定功能的有机整体。系统具有集合性、层次性、相关性、目的性、整体性及环境适应性等特征。

(一)系统原理的主要内容

管理的对象甚至每一个要素,都不是孤立的,它既有自己的系统,又与其他系统发生各种形式的联系。在进行管理时,找到系统各要素之间、要素与系统之间、各系统之间、子系统与总系统之间相互依存的关系,运用系统的理论和方法分析问题、解决问题,达到优化管理的目的。

(二)系统原理对应的原则

1. 整分合原则 管理必须在整体规划下,进行明确的分工,在分工的基础上进行有效的综合。概括起来,就是整体把握,科学分解,有效综合。

2. 反馈原则 反馈是指由控制系统把信息输送出去,又将其结果返送回来,并对信息的再输出发生影响,起到调控作用,以达到预期的目的。只有有效的信息反馈,才能进行正确的管理控制。

(三)系统原理在护理管理中的应用

1. 具有全局观念 护理系统是医院大系统中的一个子系统,护理系统的各项工作应与医院大系统目标一致,并且与相关部门协调发展,通力合作,才能更好地完成医院的工作目标。同时,护理系统的总目标是各个护理人员和单个护理部门独立活动所无法达到的,各级护理部门及人员必须分工协作,并需要明确的权力范围和责任制度来保证。在护理工作中,不能孤立地看问题,必须用系统分析的方法,拥有全局观念,正确处理组织内部与外部、局部与全局、眼前与长远利益的关系。

2. 关注护理系统结构 护理管理工作必须根据所面临的不同环境、任务、内部条件,适时、适当地进行结构调整,确保管理目标的实现。

3. 及时反馈 通过反馈系统发现护理管理中的新情况和新问题,采取灵敏、准确、有力的反馈措施,使管理活动按照预期目标发展,完成护理管理目标。

二、人本原理

人本原理就是管理应"以人为中心"。尊重人、依靠人、为了人、发展人,这是做好管理工作的根本。从"物本管理"到"人本管理",是20世纪末管理理论发展的主要特点。

(一)人本原理的主要内容

人本原理就是以人为本的管理原理。在管理中把人看作最主要的管理对象和最重要的资源,一切管理活动以人为核心,以调动员工的工作主动性、积极性、自主性和创造性为出发点,在实现组织目标的同时,最大限度地实现组织成员的自我价值,力求实现人的全面自由发展。其实质就是充分肯定人在管理活动中的主体地位和作用。

(二)人本原理对应的原则

1. 能级原则 在管理工作中,根据人的能力大小和特长不同,赋予相应的职位以及与职位相应的权力、责任和报酬,使每个人在不同的岗位上做到人尽其才,各尽所能,保证组织的稳定性和管理的有效性。人的能力有大小和等级之分,并随着条件的变化而变化。

2. 动力原则 动力是一切力量的来源。只有在充分动力作用下,人才能不断发挥主观能动性。管理的基本动力有三种类型:物质动力、精神动力和信息动力。管理者要注意综合运用三种动力,提高管理效能。

3. 参与管理原则 管理者要为员工创造和提供机会,鼓励员工参与管理,以增强员工的责任感,发挥他们的主观能动性。

（三）人本原理在护理管理中的应用

1. 树立以人为本的管理理念 护理管理者要确立人文关怀理念,承认护士的价值和主体地位,尽量满足护士合理要求,为她们创造良好的工作环境,激发她们的积极性,重视她们主观能动性的发挥。

2. 合理安排护士分工 护理管理者必须了解每位护士的能力大小和特长爱好,依据护士能力对工作岗位作出动态调整。

3. 恰当发挥动力作用 分析不同护士的行为基础和工作动机,了解护士个人和职业发展需求,掌握物质动力、精神动力、信息动力对护理人员产生的不同作用,建立有效的护理人员激励机制。

三、动态原理

（一）动态原理的主要内容

管理是一个动态过程。动态,是现代管理的重要特征。管理的动态原理就是在管理活动的整个过程中,要求管理者始终注意把握管理对象运动、变化的情况,不断调节各个环节,以保证整体目标的实现。

（二）动态原理对应的原则

1. 弹性原则 是指在管理中必须留有充分的余地,以增强组织管理系统的应变能力,以便遇到新的情况时能及时调整管理活动,保证预定目标的实现。

2. 随机制宜原则 是指管理者应从具体实际出发,随机应变,根据组织内、外部条件的变化进行相应的调整,因时、因地、因人、因事不同而采取适宜、有效的管理办法。

（三）动态原理在护理管理中的应用

护理工作具有复杂性、不确定性、突发性、风险性等特点。护理管理者要有动态管理观念,用动态原理指导护理管理实践。工作中要有预见性,遵循弹性和随机的原则,保持护理组织的稳定和发展活力。随着护理工作模式和护理管理模式的变化,护理人员的观念、行为方式、人员结构及知识水平都在不断地变化,护理服务的对象和内容也在不断变化,对护理工作不断提出新的要求。护理管理者必须重视收集信息,及时反馈,根据环境变化对护理管理的新要求,有效地进行动态管理。

四、效益原理

效益是管理的永恒主题。任何组织的管理都是为了获得某种效益。效益的高低直接影响着组织的生存和发展。

（一）效益原理的主要内容

管理的根本目的在于创造出更好的效益。"效益"从字面来讲,就是管理工作者努力工作后得到的效果,加上从工作中收获的利益,是效果和利益的总称。效益原理是指以最小消耗和代价实现最大社会效益和经济效益。效益原理要求管理者不能做一个只讲动机不讲效果的"原则领导者",或忙忙碌碌的"事务工作者"。

（二）效益原理对应的原则

效益原理对应的原则是价值原则。价值原则是指在管理过程中要以提高效益为中心,科学、有效、合理地使用人、财、物、时间和信息等资源,以创造最大的经济价值和社会价值,即以最少的耗费达到最高的效益。

（三）效益原理在护理管理中的应用

1. 正确处理社会效益与经济效益之间的关系　一般来说,经济效益和社会效益是一致的。护理管理者在追求护理经济效益的同时,应注重其社会效益,并以追求社会效益为最高目标。

2. 坚持整体性　护理管理者既要从全局效益出发,又要从局部效益着眼,以获得最佳的整体效益。

3. 长期效益与短期效益相结合　护理管理者要善于把长期效益与短期效益相结合,增强工作的预见性、计划性,减少盲目性、随意性,达到事半功倍的效果。

4. 讲实效　护理管理者在工作中不仅要注重动机和结果,还要注重工作效益,才能在激烈的竞争中立于不败之地。

 案例分析

优秀的护理管理者

　　第 42 届南丁格尔奖获得者,浙江省皮肤病防治研究所麻风病区护士长潘美儿。《中国护理管理》杂志记者问道:你是一名出色的护士,也是一名受到同事尊敬的护士长。你认为做好护理工作最重要的是什么? 你觉得怎么样才能成为一名优秀的管理者? 潘美儿说:作为一个人,用心工作、用心生活是很重要的。做护理工作尤其需要有热情。病人会由于疾病、社会歧视等原因感到受压抑,需要我们带给他们阳光,所以护士自己首先要阳光。护士要用阳光的心态影响病人。作为一名护士长,要保持这种状态,去影响周围的同事们。我经常跟护士聊天,帮助她们认识自己的专业,让老护士现身说法。年轻的护士,尤其是"80 后""90 后",从小在家里像公主一样被宠爱,能做护士不容易。作为护士长认识到,每个人都会有发光点。有的人手工好,有的人会写文章,就给他们分派不同的任务。要尊重年轻人的价值观,引导她们爱自己的工作。作为护士长,还要给护士们搭建展示自我的平台和学习提升的阶梯。要重视科室文化建设,与年轻的护士相处,工作时是工作,工作完了是朋友。同时在奖金评优上向临床工作优秀的人员倾斜,把业务出色的护士送出去学习。这样,他们就能安心在这里工作。我们这里的护士最短的已干了 5 年。

　　问题:

1. 你认为做好护理管理工作最重要的是什么?

2. 优秀的护理管理者应具备哪些基本素质?

3. 你如何当护士长?

（朱爱军）

自测题

一、A1 型题

1. 被称为科学管理之父的是(　　)
   A. 泰勒　　　　　　　　B. 法约尔　　　　　　　C. 韦伯
   D. 梅奥　　　　　　　　E. 马斯洛

2. "人际关系学说"理论的创建者是(　　)
   A. 泰勒　　　　　　　　B. 西蒙　　　　　　　　C. 韦伯
   D. 梅奥　　　　　　　　E. 孔茨

3. 运用系统的观点和系统分析的方法,去解决和处理管理中的实际问题,这是管理的(　　)
   A. 系统原理　　　　　　B. 人本原理　　　　　　C. 动态原理
   D. 效益原理　　　　　　E. 责任原理

4. 行为科学理论认为,人是(　　)
   A. 经济人　　　　　　　B. 社会人　　　　　　　C. 复杂人
   D. 文化人　　　　　　　E. 自我实现人

5. 关于系统的特点,下列说法错误的是(　　)
   A. 每一个系统都有明确的目的
   B. 系统的功能等于部分功能之和
   C. 一个系统可以分解为一系列子系统
   D. 现实中的系统都是开放系统
   E. 系统的结构是有层次的

6. 管理的二重性是指(　　)
   A. 科学性和艺术性　　　　　　　　B. 普遍性和目的性
   C. 原则性和灵活性　　　　　　　　D. 自然属性和社会属性
   E. 服务性和效益性

7. 管理的主要对象是(　　)
   A. 财　　　　　　　　　B. 物　　　　　　　　　C. 人
   D. 时间　　　　　　　　E. 信息

8. 管理中,"只讲动机不讲效果"的管理现象,违反了(　　)
   A. 系统原理　　　　　　B. 人本原理　　　　　　C. 动态原理
   D. 效益原理　　　　　　E. 责任原理

9. "在护理管理中,护理部主任越过护士长直接指挥护士",违反了系统的(　　)
   A. 相关性　　　　　　　B. 整体性　　　　　　　C. 层次性
   D. 集合性　　　　　　　E. 目的性

10. 关于"人际关系学说"的主要内容,描述正确的是(　　)
    A. 人都是"经济人"　　　　　　　B. 科学的领导者不善于与职工沟通
    C. 劳动效率与职工积极性无关　　D. 职工中非正式群体对职工情绪无影响
    E. 劳动效率取决于人际关系

11. 科学管理的中心问题是( )

    A. 提高劳动效率　　　　　　　　　B. 提高工人的劳动积极性

    C. 制订科学的作业方法　　　　　　D. 提高工作的待遇

    E. 降低劳动成本

12. 管理主体、管理对象等处于动态的变化,重视收集信息,及时反馈,对管理目标及管理方法随时进行调整的管理原理是( )

    A. 系统原理　　　　　　B. 人本原理　　　　　　C. 动态原理

    D. 效益原理　　　　　　E. 责任原理

13. 管理中,坚持以人为本,注重发挥管理者的积极性、主动性,努力为实现自我价值提供条件与机会,使被管理者在工作中充分发挥自己的潜能,创造性地完成工作任务,这是管理的( )

    A. 系统原理　　　　　　B. 人本原理　　　　　　C. 动态原理

    D. 效益原理　　　　　　E. 责任原理

14. 护理管理主要指( )

    A. 对护理人员的管理

    B. 对患者的管理

    C. 对家属的管理

    D. 以提高护理质量和工作效率为主要目的的活动过程

    E. 医院管理

二、A2 型题

15. 某护士,女,35 岁。主管护师,神经内科工作,能歌善舞、能写会画、能说会道,护士长安排她负责科室宣传工作是根据( )

    A. 价值原则　　　　　　B. 弹性原则　　　　　　C. 反馈原则

    D. 能级原则　　　　　　E. 整分合原则

16. 某医院大内科护士长,女,40 岁。副主任护师,每年根据护理部下达的内科护理工作总目标,按内科各病区实际情况及特点分解到各病区,定期组织检查,各病区有效协作,共同完成科室总目标。该护士长这样安排大内科护理管理工作是根据( )

    A. 价值原则　　　　　　B. 弹性原则　　　　　　C. 反馈原则

    D. 能级原则　　　　　　E. 整分合原则

17. 某医院护理部在心内科进行护理查房后,当即对检查中发现的经验进行总结,对存在的问题提出改进措施。该行为符合( )

    A. 价值原则　　　　　　B. 弹性原则　　　　　　C. 反馈原则

    D. 能级原则　　　　　　E. 整分合原则

18. 某医院普内科护士长,在工作中关心爱护护士及患者,尽量满足护士和患者的合理需求,护士之间合作、信任、团结,护患关系融洽,病人满意度高。该护士长的行为符合( )

    A. 人本原理　　　　　　B. 系统原理　　　　　　C. 动态原理

    D. 伦理原理　　　　　　E. 效益原理

三、A3/A4 型题

(19～20 题共用题干)

某三级乙等医院护理部主任在制订全院护理工作"十二五"规划时,既结合当地医疗卫生现状、医院实际及医院护理工作实际,又充分考虑护理工作在医院的地位和作用

19. 这符合管理的(   )

    A. 人本原理   B. 系统原理   C. 动态原理

    D. 伦理原理   E. 效益原理

20. 这主要体现了管理基本原则中的(   )

    A. 价值原则   B. 弹性原则   C. 反馈原则

    D. 能级原则   E. 整分合原则

第二章 卫生服务体系

学习目标

1. 具有热爱护理事业、服从护理组织管理的品质;具有解决护理工作中出现问题时的管理体制意识。
2. 掌握医院护理组织管理体制。
3. 熟悉医院的概念、分类、功能和工作特点。
4. 了解卫生服务体系的构成。

　　卫生服务体系是卫生工作的载体,主要由承担医疗服务、预防保健、康复服务以及医学教育、医学科研、卫生监督任务的各级各类卫生机构组成。我国现行的卫生服务体系是政府实行一定福利政策的社会公益性组织,具有福利性、公益性、效益性、科学性及复杂性等特点。

导学案例与思考

导学案例:

　　护士小郑在一所三甲医院工作。一天,小郑向护理部主任抱怨:"主任,为什么去广州学习又没让我去? 是不是我们护士长不让我去?"主任说:"小郑,具体情况我还需要先问一下你们护士长。"电话通知护士长来到护理部,护士长说:"主任,是这样的,这次去广州学习的内容,对小郑来说已经相当熟悉了,而护士小张刚来我们病区,临床经验比较欠缺,急需要学习和提高。再说,下个月还有去北京的一个研修班,很适合小郑去,到时候会推荐安排小郑的,您看怎么样?"主任说:"小郑,护士长考虑得还挺全面的,你看护士长这样安排还合适吧?"护士小郑说:"哦,是这样啊,谢谢主任和护士长。"

请思考:

1. 该医院的护理组织管理体制是怎样的?
2. 正确反映问题的程序是什么?

第一节　我国卫生服务组织

一、卫生服务体系的组成

我国的卫生服务体系包括农村卫生服务体系和城市卫生服务体系。

（一）农村卫生服务体系

农村卫生服务体系以三级卫生服务网络为基本框架，由县、乡（镇）、村三级医疗卫生机构组成。以县级医疗卫生机构为中心，以乡（镇）卫生院为枢纽，以村卫生所（室）为基础，把医疗、预防、保健工作联结在一起，组成统一而完整的医疗预防保健体系。

农村卫生工作是我国卫生工作的重点，关系到保护农村生产力、振兴农村经济、维护农村社会发展和稳定的大局，对提高全民素质具有重大意义。中共中央、国务院《关于深化医药卫生体制改革的意见》指出："大力发展农村医疗卫生服务体系。进一步健全以县级医院为龙头、乡镇卫生院和村卫生室为基础的农村医疗卫生服务网络。县级医院作为县域内的医疗卫生中心，主要负责基本医疗服务及危重急症病人的抢救，并承担对乡镇卫生院、村卫生室的业务技术指导和卫生人员的进修培训；乡镇卫生院负责提供公共卫生服务和常见病、多发病的诊疗等综合服务，并承担对村卫生室的业务管理和技术指导；村卫生室承担行政村的公共卫生服务及一般疾病的诊治等工作。有条件的农村实行乡村一体化管理。积极推进农村医疗卫生基础设施和能力建设，政府重点办好县级医院，并在每个乡镇办好一所卫生院，采取多种形式支持村卫生室建设，使每个行政村都有一所村卫生室，大力改善农村医疗卫生条件，提高服务质量。"

（二）城市卫生服务体系

中共中央、国务院《关于深化医药卫生体制改革的意见》指出："完善以社区卫生服务为基础的新型城市医疗卫生服务体系。加快建设以社区卫生服务中心为主体的城市社区卫生服务网络，完善服务功能，以维护社区居民健康为中心，提供疾病预防控制等公共卫生服务、一般常见病及多发病的初级诊疗服务、慢性病管理和康复服务。转变社区卫生服务模式，不断提高服务水平，坚持主动服务、上门服务，逐步承担起居民健康'守门人'的职责。""健全各类医院的功能和职责。优化布局和结构，充分发挥城市医院在危重急症和疑难病症的诊疗、医学教育和科研、指导和培训基层卫生人员等方面的骨干作用。有条件的大医院按照区域卫生规划要求，可以通过托管、重组等方式促进医疗资源合理流动。""建立城市医院与社区卫生服务机构的分工协作机制。城市医院通过技术支持、人员培训等方式，带动社区卫生服务持续发展。同时，采取增强服务能力、降低收费标准、提高报销比例等综合措施，引导一般诊疗下沉到基层，逐步实现社区首诊、分级医疗和双向转诊。整合城市卫生资源，充分利用城市现有一、二级医院及国有企事业单位所属医疗机构和社会力量举办的医疗机构等资源，发展和完善社区卫生服务网络。"

随着我国城市化建设速度的加快和城镇居民医疗卫生需求的变化，城市卫生服务体系应按照区域卫生规划的要求，合理配置卫生资源，确定卫生服务的规模、布局和功能。对机构、床位、人员、经费等资源实行宏观调控，解决卫生服务体系中存在的自成体系、条块交叉、机构重复、资源配置和服务能力与服务需求脱节的状况。

二、卫生组织的类型

我国的卫生组织系统是为了提高全民健康水平和发展社会生产力服务的。它是由各级卫生行政部门和卫生科学技术部门及其他相关的服务部门组成的,实行多层次、多形式、以块为主、条块结合的管理体制,按性质和职能分为卫生行政组织、卫生事业组织和群众卫生组织。我国卫生组织系统结构模式见图2-1。

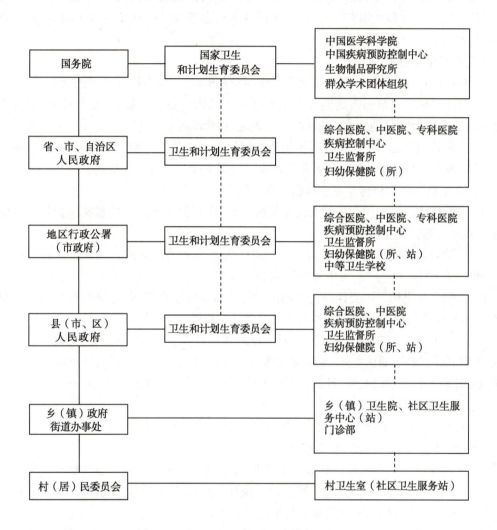

图2-1 我国卫生组织系统结构模式图
———表示直接领导关系 ············表示间接领导和具体业务指导关系

(一)卫生行政组织

卫生行政组织是贯彻执行党和政府的卫生工作方针、政策,负责全国和地方卫生工作,制定卫生事业规划,制定卫生法规和监督检查的组织系统。

2013年,为更好地坚持计划生育的基本国策,加强医疗卫生工作,深化医药卫生体制改革,优化配置医疗卫生和计划生育服务资源,提高出生人口素质和人民健康水平,国务院将卫生部的职责、人口计划生育委员会的计划生育管理和服务职责整合,组建了中华人民共和国国家卫生和计划生育委员会。

国家卫生和计划生育委员会是我国最高卫生和计划生育行政机构。其主要职责是,统筹规划医疗卫生和计划生育服务资源配置,组织制定国家基本药物制度,拟订计划生育政策,监督管理公共卫生和医疗服务,负责计划生育管理和服务工作等。

卫生行政组织包括国家卫生和计划生育委员会,省、直辖市、自治区卫生和计划生育委员会,市、县、区卫生和计划生育委员会,乡镇或街道办事处卫生计生专职干部等,具体负责区域的卫生计生工作。

（二）卫生事业组织

卫生事业组织是具体开展卫生业务工作的专业机构,主要有以下几种类型:

1. 医疗机构　以承担疾病治疗为主要任务的机构。是分布最广、任务最重、卫生技术人员最多的卫生组织。包括综合医院、专科医院、门诊部等。

2. 疾病控制中心　以承担疾病预防和控制为主要任务的机构,是政府举办的实施疾病预防控制和公共卫生技术管理和服务的组织。包括中央和地方各级疾病控制中心,职业病、地方病、寄生虫病防治机构及卫生检验检疫机构等。

3. 保健机构　以承担保护妇女儿童健康、优生优育为主要任务的机构。如妇幼保健院（所）、儿童医院、产科医院等。

4. 医学教育机构　以培养医、护、技等卫生人才为主要任务的机构。包括各级各类高等医药院校、中等卫生学校、卫生进修学院等。

5. 医学研究机构　主要任务是推动医学科学和卫生事业发展,为医学科学的发展奠定基础。包括医学科学院、中医科学院、预防医学科学院等。

6. 计划生育服务机构　以承担计划生育的宣传教育、技术服务、药具发放、人员培训、信息咨询、优生指导、随访服务、生殖保健等为主要任务的机构。包括人口计划生育宣传教育中心、计划生育科学研究所、计划生育药具管理站、人口计划生育培训中心等。

（三）群众性卫生组织

群众性卫生组织是指与卫生有关的、按不同任务设置的机构,包括各种非政府组织、学会、研究会、协会等,主要有以下几种类型。

1. 由国家机关和人民团体代表组成的群众性卫生组织　由各级行政机构和群众团体负责人参加,主要任务是协调、组织有关部门做好群众性卫生工作,推进疾病预防。包括爱国卫生运动委员会,地方病、血吸虫病防治委员会等。

2. 由广大群众卫生积极分子组成的基层群众卫生组织　以协助各级政府、有关部门开展群众卫生工作,宣传卫生知识、开展社会服务活动和社会福利工作为主要任务的机构。主要包括中国红十字会和地方红十字会。红十字会是一个遍布全球的慈善救援组织。中国红十字会是从事人道主义工作的社会救助团体,其宗旨是:保护人的生命和健康,发扬人道主义精神,促进和平进步事业。

3. 学术性团体　由各级各类卫生专业人员组成专业性学术机构,主要任务是开展学术研究、交流、卫生科学知识普及、咨询、培训学习等,促进医药卫生技术和学术水平不断提高。包括中华医学会、中华护理学会、中华药学会、中华预防医学会、中华遗传与优生学会等,全国各地均有相应的分会或地方性学会。

第二节 医院组织

一、医院的概念

医院是对群众或特定的人群进行防病治病的场所,备有一定数量的病床设施、相应的医务人员和必要的设备,是通过医务人员的集体协作,以达到对住院或门诊病人实施科学和正确的诊疗、护理为目的的医疗事业机构。医院的工作对象主要是病人。医院对病人的生命和健康负有重大责任,所以构成一所医院必须具备一定的条件。

按照医院的定义,构成一所医院应具备以下基本条件:①医院以实施住院诊疗为主。一般设有相应的门诊部。②应有正式病房和一定数量的病床设施。病床设施是指正式病床及配套的被服、家具、器具等装备。医院应具备基本的医疗、休养环境及卫生学管理设施。③应有能力对住院病人提供合格的护理和基本生活服务,如营养饮食服务等。④应有基本医疗设备,至少应设有药剂、检验、放射及手术、消毒供应等医技诊疗部门。⑤有相应的、系统的人员配制。包括医务人员和行政、后勤人员。应配备合格的医、护、药、技人员,构成整体功能。对一般急性病人及专科病能够实施正确的处理。⑥应有基本的工作制度,如查房、病历书写、医嘱、消毒隔离等医疗护理制度。能保证医疗质量和病人的安全。

二、医院的分类和分级

(一)医院的分类

1. **按收治范围划分** 分为综合医院、专科医院、康复医院、儿童医院、中医医院、职业病医院等。综合医院在各类医院中占较大比例,专科医院是防治某些特种病人的医疗机构。

2. **按地区划分** 分为城市医院(市、区、街道医院)、农村医院(县、乡、镇医院)。

3. **按特定任务划分** 分为军队医院、企业医院、医学院附属医院、科研医院等。

4. **按经营目的划分** 分为非营利性和营利性医疗机构。非营利性医疗机构不以营利为目的,其收入用于弥补医疗服务成本,它包括政府医院、企业医院、社区医院等;营利性医疗机构则是以营利为目的,它包括私立医院、股份制医院、中外合资医院及一些民办医院等。

5. **按照等级划分** 分为一级医院、二级医院、三级医院。

(二)医院的分级

自 1989 年以来,我国医院实行分级管理制度。按照医院的功能、相应规模、服务地域、隶属关系、技术力量、管理水平、服务质量等综合水平,将其划分为三级(一、二、三级)、十等(每级分为甲、乙、丙等,三级医院增设特等)。

1. **一级医院** 是直接为一定人口的社区提供预防、保健、医疗和康复服务的基层医院,包括农村乡、镇卫生院和城市街道医院。主要任务是直接为人群提供一级预防,并进行多发病、常见病的管理,对疑难重症进行正确转诊,协助高层次医院做好住院前后的服务。

2. **二级医院** 是向多个社区提供综合医疗卫生服务,并承担一定教学、科研任务的医院,包括一般市、县医院,省辖市的区级医院和相当规模的厂矿、企事业单位的职工医院。主要任务是提供医疗护理、预防保健和健康服务,参与指导对高危人群的监测,接受一级医院转诊病人,对一级医院进行业务指导,承担一定程度的教学和科研任务。

3. **三级医院** 是跨地区、省、市以及向全国范围提供高水平、专科性医疗卫生服务,并承担高层次教学和科研任务的医院,包括国家、省、市直属的市级大医院和医学院校的附属医院。主要任务是提供全面连续的医疗护理、预防保健、康复服务和高水平的专科医疗服务,解决危重疑难病症,接受二级医院转诊病人,对下级医院进行指导和培训,承担全面的教学、科研任务。

知识窗

三级特等医院

三级特等医院(简称"三特医院")是依据中国现行《医院分级管理方法》等规定而划分的医院等级之一。它是我国最高等级的医院,其仪器设备、科技力量、管理水平等都堪称一流。总体水平居国内领先行列,部分专业能体现国际或当代医学发展水平,完全达到三级甲等医院标准的要求。另外还应达到以下要求:①各临床学科综合水平在国内处于领先水平,能接受其他三级医院的转诊。②至少有一个以上重点专科跨入国际先进行列并具有一定影响力。③具有与世界卫生组织或国外学术机构合作的学术中心。④在同一评审周期内,承担2~3项部级以上科研项目,至少获一项二级以上国家级科研成果奖。⑤能培训主治医师以上的进修人员,并具备培养博士和博士后的能力。

目前,我国的三级特等医院有北京协和医院和解放军总医院等。

三、医院的功能

医院的功能就是医院的任务。1982年,卫生部颁发的《全国医院工作条例》指出,医院的任务是:"以医疗工作为中心,在提高医疗质量的基础上,保证教学和科研任务的完成,并不断提高教学质量和科研水平。同时做好扩大预防、指导基层和计划生育的技术工作。"所以,医院的功能大致可归纳为以下几个方面。

1. 医疗　这是医院的主要功能,也是中心工作。医院的任务是治病救人,完成任务主要靠医疗活动。医疗活动是一个复杂、庞大的过程,有很多环节和步骤,大致分为诊疗和护理两大业务主体。医院的医疗根据患者就诊的区域及患者病情的轻重缓急大致分为门诊医疗、住院医疗、急救医疗、康复医疗、社区医疗等。门诊、急诊诊疗是第一线,住院患者诊疗是中心。

2. 教学　由于医学科学发展的相对性、临床医疗的探索性、医务工作对象的特殊性等特点,决定了不同专业、不同层次的卫生技术人员,经过学校教育后,必须进行临床实践教育和实习,在职人员也要不断进行继续教育。这样就要求医院必须具备一定的教学功能。医院在教学中,应处理好完成教学任务和保护患者隐私之间的矛盾,尊重患者,取得患者的知情同意。

3. 科学研究　关于人类健康的维护是全世界共同的课题,人类的健康受各种各样因素的影响。医院是医疗实践的场所,许多临床上的问题是科学研究的课题。通过研究解决医疗中的难题,同时又推动了医疗教学的发展。

4. 预防和社区服务　医院不仅诊治和护理患者,更要进行预防保健工作,成为人民群众健康保健的服务中心。在"人人享有卫生保健"的全球目标中,各级各类医院应充分发挥预防和社区卫生服务功能,根据个体、家庭和群体的不同需求,提供有针对性的三级预防服务,包括传染病和多发病的预防、慢性病的控制等;因地制宜开展社区医疗服务;对社区内重

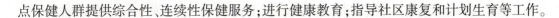

点保健人群提供综合性、连续性保健服务；进行健康教育；指导社区康复和计划生育等工作。

四、医院的组织结构

不同级别的医院在机构的设置规模上有所不同。医院的组织机构分为行政管理组织机构和业务组织机构两大类。根据医院各组织的不同职能作用，医院的组织系统分为：

1. 党群组织系统　包括党组织书记、党委办公室、工会、共青团、妇联、组织、宣传、统战、纪检等部门。

2. 行政管理组织系统　包括院长、院长办公室、医务、科教、防保、护理、设备、信息、财务、总务、膳食、门诊等部门。

3. 临床业务组织系统　包括内、外、妇产、儿、眼、耳鼻喉、口腔、皮肤、麻醉、中医、传染等临床业务科室。

4. 护理组织系统　包括病房、门急诊、供应室、手术室及有关医技科室的护理岗位。

5. 医技组织系统　包括药剂、检验、放射、理疗、超声、心电图、同位素、中心实验室、营养等部门。

在大型医院的组织系统中，为进一步做好协调和联系各部门的工作，也可增设某些管理系统，如专家委员会、院务会等以专家为主的智囊团组织，为医院领导决策提供参谋作用，或协调各职能部门的工作。这些组织机构可采取兼职或相应机构兼容，不一定独立设置，以达到精简增效的目的。

五、医院的工作特点

医院的工作特点反映了医院工作的规律性。现代医院不仅要为病人服务，而且还要具有对人群和个人提供保持健康、促进康复等长期服务的多种职能特点。

1. 医院工作必须以病人为中心、医疗为主体　医院的服务对象是病人，医院每一项工作都涉及人体的健康甚至生命。医院的所有部门都要围绕病人进行工作，提高医疗、护理质量，保证病人的安全，维护病人健康和享受医疗的合法权利。为使病人在诊疗过程中获得全面的良好服务，除提高医疗技术水平外，还应满足病人的基本需要，如为病人创造舒适、和谐的环境，进行身心安全的护理，提供营养合理的膳食等。要做好这些工作需要医院领导重视，医疗、护理、医技、后勤等部门相互协调配合。

2. 医院工作科学性、技术性强　医院是以医学科学技术为服务手段的，所以要求医务人员必须要有全面扎实的医学理论知识、熟练的技术操作能力和丰富的临床经验，熟悉人文科学、心理学、社会学和流行病学等知识，还要有不断进取的钻研精神。病人是一个非常复杂的群体，医务人员必须按照生物—心理—社会的医学模式为病人服务。同时，要加强对医务人员质量意识、安全意识的教育，并进行经常性的监督检查，不断提高医疗服务质量，确保医疗安全。

3. 医院工作时间性、连续性强　医院在诊治病人，特别是抢救工作中必须分秒必争，真正体现"时间就是生命"。医院工作的连续性主要是指对病人进行严密的、连续的病情观察。对一个病人的医疗、护理及支持活动在其住院期间是连续不断的。所以，医院工作是长年日夜不间断，医院的工作人员不仅要服从工作安排，还要有随时投入抢救工作的准备。

4. 医院工作随机性大、规范性强　病人的病情千变万化，各科的病种复杂繁多，医护人员必须严密观察病人的病情，及时处理，具有随机应急能力。遇有紧急情况及灾难性突发事件时抢救工作很重要,医院可随时调配人员,组织抢救力量。医院为了适应随机性的工作,必须要有严格的规章制度、明确的岗位责任。在工作程序、技术操作上严格规范,一丝不苟。

5. 医院工作社会性、群众性强　医院是社会系统中复杂的开放系统之一,必须满足社会人群对医疗的要求。医院工作服务范围广,它的工作联系着千家万户,每个人的生老病死都离不开医院,医务人员必须具有救死扶伤的人道主义精神。在满足社会对医疗要求的同时,医院工作也离不开社会的支持,受社会条件的制约。医院需调动一切积极因素提高医疗服务质量,坚持群众性和社会性,搞好医院的管理工作。

6. 医院工作是脑力和体力相结合的复合型劳动　医院工作是复杂的创造型劳动。在医疗护理工作中,对每一位病人的诊治,都需要用脑力和体力相结合的劳动来完成,它是一项创造性的劳动。

第三节　护理组织

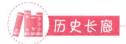

护理管理系统的发展和成长

　　自新中国成立以来,我国卫生事业取得了长足、持久的发展,为了适应卫生事业快速发展的要求,医院内的护理管理系统也多次进行了变更。20世纪50年代末60年代初,医院设立了专门管理全员护士的管理机构——护理部,"文革"期间,实行"医护一条龙"(医师兼做护士工作,护士兼做医师工作),打乱了正常的医护分工职责,医院护理管理组织混乱。1978年,卫生部发布《关于加强护理工作的意见》,医院的护理工作秩序得到了有效整顿,护理管理组织也开始逐步完善,医院内相对独立的护理管理体制也得以逐步完善,护理管理机构从医务管理部门独立出来,成为医院的一个独立的重要职能部门。随之而来的是护理部的职权不断扩大,护理部主任进入医院组织系统,成为中层领导,甚至高层领导(一些医院设立了护理副院长),直接参与整个医院的管理活动。

一、卫生行政组织中的护理管理机构

　　在各级领导的高度重视下,我国护理管理组织机构逐步建立健全,并在实际工作中实施卓有成效的管理,有力地促进了护理事业健康快速发展。

（一）国家卫生和计划生育委员会护理管理机构

　　国家卫生和计划生育委员会医管局下设医疗与护理处,是我国护理行政管理的最高机构。其职责是为全国城乡医疗机构制定和组织实施有关护理工作的政策、法规、规划、人员编制、管理条例、工作制度、职责和技术质量标准等,并配合教育、人事部门对护理教育、人事等工作进行管理,还通过国家卫生和计划生育委员会护理中心进行护理质量控制和技术指导、专业骨干培训和国际交流与合作。

（二）地方卫生和计划生育委员会行政部门的管理机构

　　各省、直辖市、自治区卫生和计划生育委员会设一名厅级领导分管护理工作,具体职能由卫生和计划生育委员会下设医政处的护理专职干部负责护理工作的管理。负责制订本地

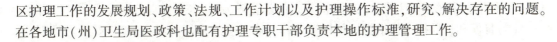

区护理工作的发展规划、政策、法规、工作计划以及护理操作标准,研究、解决存在的问题。在各地市(州)卫生局医政科也配有护理专职干部负责本地的护理管理工作。

二、医院护理管理系统

(一)医院护理组织管理体制

我国医院护理组织结构主要有以下几种形式。其一,在院长领导下,设护理副院长—护理部主任—科护士长—护士长,实施垂直管理;其二,在主管医疗护理副院长的领导下,设护理部主任—科护士长—护士长;其三,床位不满300张的医院,不设护理部主任,只设立总护士长—护士长的二级管理;其四,在主管院长的领导下,设立护理部主任—科护士长—护士长,但科护士长纳入护理部合署办公。

1. 护理部主任职责 护理部主任是医院护理管理系统的负责人,在护理管理和完成医疗、教学、科研和预防、保健任务中具有重要作用。具体完成如下工作:

(1)在院长、主管院长的领导下,负责全院的护理业务和行政管理工作。参加科主任以上的会议,以便了解全院工作情况,并及时按照医院的中心任务安排护理工作。还要参加医院的学术委员会和事故鉴定委员会,根据全院的要求领导护理人员完成任务。

(2)制定护理部的长远规划和具体计划,并定期进行总结,以改进护理工作。

(3)不断对全院护理工作进行整顿、提高。根据实际情况,采取有效措施,解决存在的问题,使护理管理方法日趋完善,护理管理质量日益提高。

(4)负责制订全院护理规章制度、护理常规、护理技术操作规程及护理质量标准,使各项工作都有准则,根据具体情况组织实施。

(5)根据具体情况对护理人员的奖罚、晋升、晋级、任免以及调动提出意见,与有关部门进行研究,并报请院长审批。负责安排院内护理人员的工作和调配。

(6)教育全院各级护理人员热爱护理专业,培养护理人员良好的素质,关心他们的思想、工作、学习和生活情况,充分调动护理人员的积极性。

(7)组织领导全院护理人员进行新业务、新技术学习,对各级护理人员均应有一定的培养计划和长远的培养目标,不断提高护理队伍的业务技术水平。

(8)组织领导护理科研,不断总结实践经验。加强对护理学的研究,按时完成国家、省、市及本院的科研项目。在科研工作中充分发挥护理人员的作用。科研工作要紧密与临床实践相结合,通过科研推动与发展临床护理工作。

(9)组织、领导护校学生的临床教学和实习工作。在护校学生实习中指定专人带教,按时完成教学与实习计划,培养合格的护理人才。

2. 科护士长职责 科护士长在护理部主任领导下,全面负责所管辖科室的业务及管理工作,并且参与护理部对全院护理工作的指导和促进工作。具体完成如下工作:

(1)组织全科护理人员的业务学习,培养护理人员熟悉技术操作规程和认真执行护理常规。

(2)根据全院病房管理质量标准,结合科内任务,制订全科的护理工作计划,并组织实施。

(3)组织全科护士进行护理查房,组织会诊,有计划地参加并指导本科各病房的护理查房。

(4)深入病房,参加晨会交接班,检查护理岗位责任制的落实情况和危重病人的护理,并进行具体指导;检查护理计划的实施;对复杂的新业务、新技术应亲自参加实践和进行指导。

(5)督促和指导护士长组织好护校学生和进修护士的实习与学习,制订好学习计划,并检查落实情况,注意护士素质的培养。

(6)制订全科护理新技术项目和拟订科研题目,组织开展新业务、新技术,并组织人力,订出具体学习计划和落实措施。

(7)和科主任一起查房,了解护理中存在的问题;负责制订防止差错事故的措施,督促全科护士严格执行。如发生事故和严重差错,应及时向领导汇报,提出处理意见,组织讨论,找出原因,使大家吸取教训。

(8)关心本科护理人员的思想、工作、学习和生活情况,加强对护理人员的专业思想教育。

(9)负责督促护士长认真落实工作计划,对全科工作每半年小结一次,全年总结一次,并提出新一年的工作计划。

3. 护士长职责 在护理单元设有护士长、护士、护理员。护士长是医院病房和基层单位的管理者,负责对护理单元的人、财、物、时间、信息进行有效管理,保证护理质量的稳定性。具体工作如下:

(1)在护理部和科护士长的领导下以及科主任的指导下开展工作;制订本病房具体计划并检查护理质量;组织护理查房及护理会诊,负责科室人员的分工和排班;负责本病房的药品、仪器、设备、医疗器械、被服和办公用品;督促卫生员做好清洁和消毒工作。

(2)负责本病房护理人员的思想教育工作,使护理人员加强责任心,热心为病人服务;深入病室了解病人的思想情况,定期召开座谈会;组织本科护士开展业务学习,组织理论考试和技术考核;负责护校学生的见习、实习工作,并安排带教工作。

(二)护理部的地位、作用及管理职能

护理工作是医院工作的重要组成部分。护理部主要负责临床、护理教学、护理科研、预防保健的管理与组织工作。护理部良好的管理体制、合理的组织系统、正确的领导与决策对于提高医院护理工作水平和质量起到至关重要的作用。

1. 护理部的地位 护理部是医院护理管理工作的职能部门,它与医院行政、后勤、医务、医技、科教等部门处在并列地位,相互配合共同完成本医院的医疗、护理、教学、科研等工作。

2. 护理部的作用

(1)医院管理工作的重要组成部分:护理部管理的直接对象是护理人员,护理人员在医疗服务的过程中扮演着重要的角色,所以护理管理是医院管理工作的重要组成部分。良好的护理管理是搞好整个医院工作的重要环节,护理管理水平的高低直接影响着医院的管理水平。

(2)在完成医疗护理任务中起着决定性的作用:医院的医疗工作以诊治、护理两大业务为主体,可见护理工作对患者康复的重要性。在对患者进行医疗救治的过程中,护士既要与医生配合,又要完成对患者生活的照顾及心理的护理,所以,作为管理护理工作的直接部门——护理部,应加强部门管理,制订相应的护理服务质量标准、操作规程、规章制度等,使管理更加标准化、规范化,并能激发护士的工作积极性,为患者提供最佳的护理服务。这些管理措施的落实到位与否与护理工作密切相关。

(3)协助医院的教学、科研、预防保健工作:医院除了完成"医疗"这一中心任务外,还必

须承担教学、科研等任务。作为医院的一个职能部门，护理部负责指导完成护理专业学生的临床实习任务以及下级医院护士的进修培训和本院护理人员的在职培训、岗前培训等，这些都有利于整个护理队伍素质的全面提高。

3. 护理部的管理职能　护理管理是保证医院医疗质量和完成医院工作目标的关键。

(1)参谋职能：随着医药卫生事业的不断发展，医院管理日趋复杂，护理部作为医院管理职能机构，应当好医院领导的参谋和助手。根据医院护理的特点、规律和任务，提出建设性意见和建议，为领导决策服务。

(2)决策职能：护理部根据医院发展的要求，制订全院护理工作发展规划、护理标准、护理服务质量标准、考核标准、工作制度等。

(3)组织指挥职能：护理部在院长的授权下，在业务工作范围内行使组织指挥职能。如对护理活动中的人、财、物、时间、信息等卫生资源进行合理的组织，做到人尽其才，物尽其用。对全院临床护理、教学、科研等工作统筹安排，进行有效指挥、领导和监督。

三、护理学术组织

我国的护理学术组织是中华护理学会。中华护理学会是由我国卫生系统中的护理科技工作者组成的专业学术性群众团体，是中国科学技术协会所属的一个专门学会。全国护理学会会员将近40万人。它受国家卫生和计划生育委员会与中国科学技术协会的双重领导。

1. 中华护理学会的历史　中华护理学会是中国护士的群众性学术团体，成立于1909年8月，原名中国护士会。曾先后使用中国看护组织联合会、中华护士会、中华护士学会、中国护士学会等名，1964年更改为现在名"中华护理学会"。其宗旨是团结广大护理工作者，为繁荣和发展中国护理科学事业，促进护理科学技术的普及、推广和进步，为保护人民健康服务。

2. 中华护理学会的组织机构　新中国成立后，党和政府关心、支持中华护理学会，学会组织有了长足的发展。全国会员代表大会是中华护理学会的最高领导机构。全国会员代表大会选举产生理事会。在其开会期间，理事会是执行机构，理事会设正副理事长、秘书长、常务理事若干名，负责行使理事会职责。理事会下设办公室、学术会务部、杂志编辑部、继续教育部、科技开发部等职能部门，并根据学科发展需要，先后成立组织、学术、教育、科普、编辑、外事、基金筹备等工作委员会，以及内科护理、外科护理、妇科护理、儿科护理、精神科护理等专业委员会。

3. 中华护理学会的主要任务　①组织广大护理工作者开展学术交流和科技项目论证、鉴定。②普及、推广护理科技知识与先进技术。③开展对会员的继续教育。④发动会员对国家重要的护理技术政策、法规发挥咨询作用。⑤向政府有关部门反映会员的意见和要求，维护会员的权利，为会员服务。

4. 中华护理学会的成果　中华护理学会坚持实事求是的科学态度，充分发扬民主，认真贯彻"百花齐放，百家争鸣"的方针，开展学术上的自由讨论，团结广大护理工作者，为繁荣发展我国的护理事业，促进护理战线出成果、出人才，做了大量有益的工作。特别是近几十年来，为我国护理学科的确立，高等护理教育的恢复、完善，护理管理工作的加强与改革，以及护士社会地位的提高和福利待遇的改善等，各届理事会不懈地努力，取得显著成绩，有效地推动了护理专业的发展。2013年5月9日中华护理学会光荣地加入了国际护士会，标志着中国的护理事业真正迈向了国际舞台。

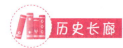 历史长廊

钟茂芳与中华护理学会

1914年，在上海召开第一次全国护士代表大会，在外籍护士一统天下的特殊历史环境中，钟茂芳当选为中华护士会副会长。在会上，她撰写的《护士会如何能协助中国》一文被认为最具实际指导意义。她对中华护士会如何扩大工作范围，怎样提高护理程度提出了许多独特的见解，她建议中国毕业护士应一律加入中华护士会，每个省应设一个护士分会，每年应选派优秀护士赴美国深造，提高护生入学程度等。此外，她认为当时将"Nurse"称为"看护"颇为不妥，为此，她广泛查阅和参考了有关资料，多次请教中国著名学者，首次提议用"护士"二字替代"看护"之称。此后，"护士"二字一直沿用至今。

钟茂芳于1915年就已是国际护士会的会员，并被选为荣誉副会长。为中国护理的发展和进步作出了历史性贡献，为中国护士在国际上赢得了一定的荣誉和地位。

（刘书莲）

 自测题

一、A1 型题

1. 下列选项**不属于**卫生事业组织的是（ ）
   - A. 疾病控制中心
   - B. 红十字会
   - C. 高等医学院校
   - D. 妇幼保健机构
   - E. 社区卫生机构

2. 医院的中心工作是（ ）
   - A. 预防保健
   - B. 医疗
   - C. 指导基层
   - D. 科学研究
   - E. 健康咨询

3. 关于中华护理学会，下列选项**错误**的是（ ）
   - A. 最高领导机构是全国会员代表大会
   - B. 受国家卫生和计划生育委员会和中国科学技术协会双重领导
   - C. 学会成立于1909年
   - D. 原名是中华护士会
   - E. 1932年加入国际护士会

二、A2 型题

4. 某专科医院，有床位350张，主要面对精神疾病的患者，该家医院属于（ ）
   - A. 卫生行政组织
   - B. 卫生事业组织
   - C. 城乡卫生组织
   - D. 群众卫生组织
   - E. 公共卫生技术管理组织

5. 某县级医院，有床位280张，下列对该医院护理管理体系描述正确的是（ ）
   - A. 必须设立护理副院长
   - B. 实行护理部主任—科护士长—护士长三级负责制综合性医院
   - C. 实行总护士长、病区护士长二级负责制
   - D. 病房护理管理实行科主任负责制

E. 以上均不正确

三、A3/A4 型题

(6~8 题共用题干)

某三级甲等综合医院,其血液内科医生医术精湛、医德高尚,护士服务周到、细致,因此吸引了省内外很多病人前来就医。该科室经常出现床位紧张、病人无法收住入院的现象。所以,该科室护士长申请扩张床位。

6. 该科室病房护理管理负责人是(　　)

    A. 护理部主任　　　　　　B. 科护士长　　　　　　C. 科主任

    D. 护士长　　　　　　　　E. 责任护士

7. 该医院护理机构的组织管理属于(　　)

    A. 2 级　　　　　　　　　B. 3 级　　　　　　　　C. 4 级

    D. 5 级　　　　　　　　　E. 6 级

8. 目前,该医院血液内科护士长的直接上级是(　　)

    A. 科主任　　　　　　　　　　　B. 护理部主任

    C. 分管血液内科的科护士长　　　D. 护理行政副院长

    E. 护理科研副主任

第三章 计划工作

 学习目标

1. 具有珍惜时间的品质。
2. 掌握计划工作的一般步骤;ABC 时间管理的方法。
3. 熟悉计划工作的原则;目标管理的基本程序;时间管理的步骤。
4. 了解计划的概念、类型;时间管理的概念。
5. 学会制订护理管理计划及个人的工作学习计划;学会运用时间管理方法避免时间浪费。

"凡事预则立,不预则废。"古今中外,人们从实践中发现,凡事都要制订计划,才能达到预期的目标。计划工作是管理过程的首要职能,也是最基本、最重要的一个职能。

第一节 计 划 概 述

 导学案例与思考

导学案例:

某偏远地区一所二级甲等医院共有床位 400 张,其中肿瘤科有床位 40 张,病人平均住院日 21 天,除护士长外,有护士 16 人,护师及以上职称 3 人。近日,肿瘤科护士长准备开展 PICC 置管业务,但科室尚无人员经过 PICC 置管的培训。据调查,该地区其他医院均未开展 PICC 置管业务,只有两所省级医院和一所肿瘤医院开展了该项业务。护士长计划对科里护士轮流进行 PICC 置管业务培训。

请思考:

1. 分析该医院肿瘤科开展 PICC 置管业务计划的可行性。
2. 分析近期该肿瘤科护士 PICC 置管业务培训计划的可行性。

一、计划的概念

计划(plan)有动态和静态之分。从静态角度看,计划是指规划好的行动方案或蓝图,包括实现的具体目标、内容、时间、方法、步骤等。从动态角度看,计划是指准备在未来从事某项工作,预先确定行动的具体目标、内容、时间、方法、步骤、手段等过程,我们通常称之为计划工作或计划职能。

计划工作有广义和狭义之分。广义的计划工作包括制订计划、执行计划和检查计划执行情况三个阶段。狭义的计划工作仅指制订计划的活动过程,即根据组织内外部的实际情况,权衡客观的需要和主观的可能,通过科学的预测,提出在未来一定时期内组织所要达到的目标,以及实现目标的方法或途径。

计划工作的核心是决策,即对未来活动的目标及通向目标的多种途径作出符合客观规律以及当时实际情况的合理抉择,因此它是一个科学性很强的管理活动。计划工作也是管理活动中创新的关键,因为它是针对需要解决的问题和新任务来进行的,而更好地解决问题及制订行动方案,则需要管理者大胆创新。

要做好计划工作,就必须解决"5W1H"问题,即预先决定要做什么(what),论证为什么要这样做(why),由谁来做(who),确定何时做(when),在什么地方做(where)以及如何做(how)。

二、计划的类型

根据不同的划分标准,可将计划分为不同的类型。

(一)按计划的时间划分

1. **长期计划** 又称为规划,一般指5年以上的计划。长期计划涉及未来的时间长,具有战略性,科学预测性强,多为重大的方针、策略。一般由高层管理者制订,如医院创建三级甲等医院达标计划。

2. **中期计划** 介于长期和短期计划之间,一般指1年以上到5年以内的计划。中期计划涉及未来的时间较短,具有战役性,对未来的预测相对容易,但对未来仍不能完全把握。一般由中层管理者制订,如医院创建三级甲等医院达标计划中的人力资源配置计划。

3. **短期计划** 一般指1年或1年以下的计划。短期计划涉及未来的时间短,具有战术性,以问题或工作任务为中心。一般由基层管理者制订,如年度护理工作计划。

(二)按计划的约束程度划分

1. **指令性计划** 是指由各级主管部门制订,以指令的形式下达给执行单位,规定出计划的方法和步骤,要求严格遵照执行的,具有强制性的计划,如各项政策、法规等。

2. **指导性计划** 是指由上层管理者下达给各执行单位,需要以宣传教育及经济调节等手段来引导其执行的计划,如医院各科室业务学习计划等。

(三)按计划的形式划分

1. **宗旨** 是组织或系统对其信仰和价值观的表述,宗旨回答一个组织是干什么的,应该干什么。护理工作的宗旨应包括:

(1)护理活动:包括对护理理论、护理教育、护理实践、护理科研、护理行政、护理管理以及护理在整个组织中的地位等问题的认识和观点。

(2)病人:包括对病人权利、病人家庭的认识和态度。

(3)护士:包括对护士权益、专业发展、护士职责和晋升标准等问题的认识和观点。

2. **目的或任务** 是社会赋予组织的基本任务和职能,用来回答组织是干什么的,以及应该干什么的问题。例如医院的任务是提供医疗、教学、科研、预防和社区卫生服务;世界卫生组织规定护士的任务是"保持健康、预防疾病、减轻痛苦、促进康复"。

3. **目标** 是在任务指导下,整个组织活动所要达到的具体成果。目标不仅仅是计划工作的终点,而且也是组织工作、人员配备、领导以及控制工作等活动所要达到的结果。目标必须具体、可测量,如医院护理部制订"本年度护理技术操作合格率达到95%"的目标。

4. 策略 是组织为实现目标而采取的对策,为解决问题采取的行动指明方向。如中小型医院在竞争中求生存、发展的策略,重点是建设特色专科。

5. 政策 是指组织在决策或处理问题时,指导及沟通思想活动的方针和一般规定。政策一般比较稳定,由高层管理者确定,例如护士的专业技术职务晋升政策等。

6. 规程 是根据时间顺序而确定的一系列相互关联的活动,它规定了处理问题的方法、步骤,包括活动时间和先后顺序。规程规定了办事细则,具有严格的指定性,如各项基础护理技术操作规程。

7. 规则 是根据具体情况,对是否采取某种特定行为所做的规定。规则也可以理解为规章制度、操作规则。规则容易和政策、规程相混淆,规则和政策的区别在于规则在应用中不具有自由处置权,例如心内科护理常规。而规则和规程的区别在于规则不规定时间的先后顺序,如医院中有"禁止吸烟"的规则。

8. 规划 是为实施既定方针所采取的目标、程序、政策、规则、任务分配、步骤、资源分配的综合体。在一般情况下,规划都有预算支持。一个主要规划可能需要许多派生计划。如护理人员的业务培训计划等。

9. 预算 是用数字形式对预期结果进行描述的一种计划。预算可以使计划更加精确和科学,为实现计划服务,如医院新建病房大楼的经费预算等。

计划还可按层次划分为战略性计划、战术性计划,按内容划分为综合计划、专项计划。

三、计划工作的原则

1. 系统性原则 计划的目的是为了实现组织的整体目标,因此计划工作要从组织系统的整体出发,全面考虑系统中各要素的关系以及它们与环境之间的关系,把握他们的必然联系,统筹规划。

2. 重点原则 计划的制订既要考虑全局,又要分清主次,抓住重点,重点解决影响全局的问题,切忌眉毛胡子一把抓,如制订预防卧床病人压疮发生的计划,重点是解除压力、定时翻身等。

3. 创新原则 计划是面向未来的,要求针对任务、目标及对未来情况进行分析预测,以科学为基础,结合实际需要和现有条件,充分发挥创造力,提出一些新思路、新方法、新措施,因此计划是一个创造性的管理活动。

4. 弹性原则 尽管人们可以用各种科学方法对未来的发展作出预测,用以指导计划的制订。但事物的发展变化是人们难以准确预料的,有时也会出现偶然及突发事件。因此,制订计划时必须要有一定的弹性,留有一定的调节余地,以预防及减少未来不确定因素对计划实施可能产生的冲击及影响。

5. 可考核原则 目标是行动的起点和终点,计划工作必须始终坚持以目标为导向。目标应具体、可测量、可考核,作为计划执行、评价过程的标准和尺度。例如护理部年度目标为"本年度护理人员三基考核平均达到85分",既有时间标准,又有结果标准。

四、计划工作的一般步骤

编制计划的步骤可分为以下八个阶段:分析形势、确定目标、评估资源、拟定备选方案、比较方案、选定方案、制订铺助计划、计划预算(图 3-1)。

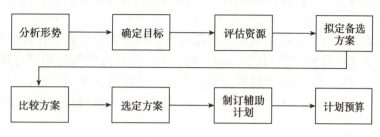

图 3-1 计划的步骤

1. 分析形势　计划工作的第一步就是对系统或组织现存的形势进行分析和评估。通过分析和评估,全面了解将来可能出现的机会,根据自身的优势和不足分析自己所处的地位,明确希望解决的问题,以及为什么要解决这些问题,并期望得到什么。评估分析形势的内容包括:①市场:社会需求、社会经济、社会环境,以界定组织的市场。②社会竞争:行业状况,确定竞争性质和战胜竞争对手的战略。③服务对象的需求。④组织资源:组织内部优势和劣势。

2. 确定目标　计划工作的第二步是在分析形势的基础上,为组织或个人确定计划工作的目标。目标是指期望达到的成果,包括时间、空间、数量三个要素,即在一段时间内组织中某项工作所要达到的具体指标,如"本年度基础护理合格率达到 90% "。制订组织目标,应注意:①满足并保证国家的要求。②掌握社会的发展动向,满足社会需要。③体现组织长期计划的要求。④掌握组织上一年度目标达成情况以及存在的问题。

3. 评估资源　计划工作的第三步是评估资源,确定有利于计划实施的前提条件。计划的前提条件可分为外部前提条件和内部前提条件。外部前提条件是指整个社会的政策、法令、人口、经济、技术等,内部前提条件是指组织内部的政策、人力、技术、物资、经费等。在制订计划时,要确定对计划工作有关键性作用的前提,即对计划的贯彻落实具有最大影响的因素。可用"SWOT 分析法"进行前提条件分析,其中 S(strength)指组织内部的优势,W(weakness)指组织内部的劣势,O(opportunity)指组织外部可能存在的机遇,T(threats)指组织外部可能的不利影响。

4. 拟定备选方案　计划工作的第四步是提出备选方案。实现目标的途径是多条的,一个计划往往会有几个可供选择的方案,从方案中选择一个或几个最有成功希望的方案并进行分析。通常,大多数人都想到的方案不一定就是最好的方案,一个不引人注目的方案或常人提不出的方案,效果反而较好,所以要体现方案的创新性。拟定备选方案应考虑以下因素:①方案与组织目标的相关性。②可预测的投入与效益之比。③公众的接受程度。④下属的接受程度。⑤时间因素。

5. 比较方案　计划工作的第五步是分析备选方案的优、缺点,并对各个方案进行比较。根据计划的科学性、可行性、合理性、经济性等对方案进行系统地论证。有的方案获利较多,但是需要投入大量资金,而且资金回收期较长;而有的方案获利较少,但是风险也较小;还有一些方案虽然目前获利少,但可能更符合组织的长远发展,这就需要对各个方案进行评价。评价备选方案时,应注意:①认真考察每一个方案的缺点和制约因素。②用总体的效益观点来衡量方案。③既要考虑到每个方案有形的,可以用数量表示出来的因

33

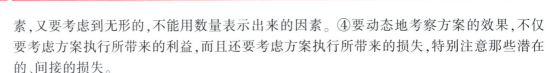

素,又要考虑到无形的,不能用数量表示出来的因素。④要动态地考察方案的效果,不仅要考虑方案执行所带来的利益,而且还要考虑方案执行所带来的损失,特别注意那些潜在的、间接的损失。

6. 选定方案　计划工作的第六步是选定方案。即根据科学性、可行性、合理性、经济性等对备选方案进行分析,选出最令人满意的方案。选择方案就是确定计划的过程。在分析和评价方案时可能出现两个或多个可行方案。这种情况下,管理人员可能会决定同时采纳多个方案,或者确定首先采取哪个方案,再将其他方案进行细化和完善,作为备选方案。

7. 制订辅助计划　计划工作的第七步是根据选定的方案,制订派生计划辅助该方案,也就是总计划下的分计划,只有派生计划完成了,主计划才有保证。如某医院决定开设社区护理服务项目时,这个决策需要制订派生计划作为支撑,比如社区护理人员培训计划、护理设备添置计划等。

8. 计划预算　计划工作的最后一步是计划预算,即通过数字形式来反映整个计划。预算是对人员、设备、经费和时间等资源进行分配,对各类计划进行汇总和综合平衡,以保证计划目标的实现。

五、计划工作在护理管理中的作用

计划工作对组织的经营管理活动有着重要的指导作用,一个好的计划,应当是科学性、准确性很强的计划,可以使组织的工作事半功倍。在护理管理工作中,计划工作发挥着重要的作用。

1. 有利于减少工作失误　计划虽然无法消除环境中的可变因素,但是管理者可以通过预测未来的可能变动,考虑到各种变动对于组织活动的冲击,提前作出适当的反应,并对各种反应可能产生的结果作出评估,从而减少工作失误。例如护理计划就是根据病人的健康状况进行细致周密的评估,提出解决问题的方案,判断病人可能出现的健康问题,从而提出相应的解决措施。

2. 有利于实现组织目标　计划工作为员工确定了工作目标和实现目标的途径,明确了哪些行动可以保证组织目标的实现,有利于组织中全体成员的行动统一到实现组织总目标上来。例如详细周密的护理计划可以使护士从容地应对各种突发性事件,以保证目标的实现。

3. 有利于合理利用资源　计划工作通过对组织的资源进行合理配置和有效利用,可以减少重复的行动和多余的投入,避免资源浪费。例如合理的排班计划可以使各层次护理人员做到人尽其才,才尽其用,最大限度地利用人力资源,提高工作效率和服务质量。制订完善的物资领取、使用、保管、维护计划,则可以减少不必要的浪费,提高物资利用率。

4. 有利于组织控制工作　控制的实质是及时纠正计划执行过程中出现的偏差。如果我们不知道要达到什么目标,也就无法确定是否实现了目标,因此计划是控制的基础。由于临床护理工作复杂、多变,所以在制订和执行计划过程中可能会出现偏差。管理者可以通过控制工作及时发现偏差,并通过反馈来修订原计划,使其保持既定的方向。例如检查医院一级护理的实施情况,就必须按照计划制订的标准,来考核实施的效果。

第二节 目 标 管 理

目标管理(management by objectives, MBO)是由美国管理学家德鲁克最先提出的,后经管理学家不断完善和管理实践的检验,已成为一种公认的先进的管理思想、管理制度和管理方法。目前这种管理方法广泛应用于企业和医院管理中,极大地提高了员工的工作积极性和创造性,提高了组织的经济效益和社会效益。

一、目标概述

(一)目标的概念

目标(objective)是指在宗旨和任务指导下,整个组织要达到的可测量的、具体的成果。在确立目标之前,组织必须明确其宗旨和任务。

(二)目标的作用

组织目标决定着组织管理活动的内容、管理的结构和层次、管理方法的选择和人员的配备等。它主要有以下作用:

1. 主导作用 目标明确了组织的工作方向,对组织的管理活动、发展规划和员工的努力方向都起着主导作用。管理者只有明确了组织目标,才能判断正确的方向,进行科学的决策。

2. 标准作用 目标是衡量组织成员工作结果的尺度。评价结果的及时反馈又可以帮助组织成员进一步明确行动方向,保证组织目标的实现。如急救物品完好率达100%,就是衡量急诊科护理工作的标准。

3. 激励作用 明确具体又切实可行的组织目标,可以将个人需要和组织目标有机地结合,提高组织成员的积极性、主动性,激励员工在实现组织目标的同时,发挥个人潜能,在组织中获得更好的发展。

4. 协调作用 目标规定了组织成员的具体任务和责任范围,对组织各部门及成员的思想和行动具有统一和协调作用,可以使部门及成员之间保持思想、行动协调一致,从而提高工作效率。

(三)有效目标的标准

1. 明确性 目标的陈述必须明确、具体,清楚地表示出可供观察的行为。例如:"心内科护士熟悉除颤仪的使用"就是一个模糊的目标,而"心内科的护士应具有独立、安全使用除颤仪的能力"则较为明确。

2. 可测性 为了便于检查、评价目标的实施情况,在制订目标时应尽量具体、可测量。如7日内病人拄拐杖能行走100米。

3. 现实性和挑战性 目标的难度应适宜。目标过低,不能激发员工的主观能动性;过高,则容易挫伤员工的积极性。因此,制订的目标要有一定的难度,要高于现有水平,可以遵循"跳一跳,够得着"的原则,这样可以促进个人的成长和发展。同时,目标又要立足于实际,做到切实可行。

4. 约束性 目标的实现必须要有制约条件,即实现目标的前提条件。包括客观资源条件,制度、法律等方面的限制性规定等。

5. 时间性 目标必须有具体的时间限制。在制订目标时,要根据任务的轻重缓急,拟定出实现目标的具体时间,并定期检查目标的实现情况,及时掌握工作的进程,以便对员工进行指导。如"本年度护理事故发生次数为零"。

 知识窗

冠 军 梦

山田本一是日本著名的马拉松运动员。他曾在1984年和1987年的国际马拉松比赛中,两次夺得世界冠军。记者问他凭什么取得如此惊人的成绩,山田本一总是回答:"凭智慧战胜对手!"

大家都知道,马拉松比赛主要是运动员体力和耐力的较量,爆发力、速度和技巧都还在其次。因此对山田本一的回答,许多人觉得他是在故弄玄虚。

10年之后,这个谜底被揭开了。山田本一在自传中告诉众人一个成功的秘诀。

我刚参加比赛时,总把目标定在四十多公里外的终点线上的那面旗帜上,结果我跑十几公里就疲惫不堪了,我被前面那遥远的路吓倒了。后来,我改变了做法。每次比赛之前,我都要乘车把比赛的路线仔细地看一遍,并把沿途比较醒目的标志画下来,比如第一标志是银行,第二标志是一棵古怪的大树,第三标志是一座高楼……这样一直画到赛程的结束。比赛开始后,我就以百米的速度奋力地向第一个目标冲去,到达第一个目标后,我又以同样的速度向第二个目标冲去。40多公里的赛程,被我分解成几个小目标,跑起来就轻松多了。

二、目标管理概述

(一)目标管理的概念

目标管理是以目标为导向,以人为中心,以成果为标准,使组织和个人取得最佳业绩的现代管理方法。它既是一种激励技术,又是员工参与管理的一种形式。

目标管理,可以让员工明确自己努力的方向;提供员工参与决策的机会,发挥个人的力量和潜能;客观、公正地评价,使员工认同自己的成果,获得成就感。

(二)目标管理的特点

1. 组织和员工共同参与管理　目标管理是一种系统管理思想,以组织目标为核心,由管理者和员工共同参与制订目标的过程,各部门参与成员明确自己的任务、方向和考评方式,通力合作,努力实现组织目标。目标管理要求组织目标与个人目标更密切地结合在一起,有利于增强员工的工作满足感,调动员工的积极性,增强组织的凝聚力。

2. 强调自我管理　在目标管理中,上级的职责主要是制订和分解目标,最后依据目标进行考核。而目标的实施,则由员工自己进行,通过自身监督与衡量,不断修正自己的行为,以实现组织目标。工作过程的自我管理,可以提高员工的工作积极性和创造性,增强员工的责任感。

3. 强调自我评价　目标管理在确定分目标时,明确了将来的考评方式、内容和奖惩措施,通过建立一套完善的目标考核体系,按员工的实际贡献大小客观评价,使评价更具有建设性。对取得的工作成果进行评价时,特别强调自我对工作的成绩、不足、错误进行对照总结,自检自查,提高工作效益。

4. 重视工作成果　传统的管理方法认为,过程重于结果。因此,在工作中,更关注员工的工作态度、工作过程和付出的劳动等,忽视目标实现的程度。目标管理则更注重员工的工作成效。

目标管理具有适当目标不易确定、短期目标与长期目标易脱节、不灵活等缺点。

(三)目标管理的基本过程

目标管理一般分为计划、执行和检查评价三个阶段。这三个阶段周而复始,螺旋式上升,最终达到目标(图3-2)。

1. 计划阶段 制订一套完整的目标体系是实施目标管理的第一步,也是最重要的一步。目标制订得越合理明确,过程管理和评价越有效。这一阶段可分为以下四个步骤:

(1)确定组织总目标:由管理者和员工共同讨论研究制订,符合组织的长远发展计划和客观环境条件的总体目标。

(2)审议组织结构和职责分工:目标管理要求每一个目标都有确定的责任主体。因此,在制订总目标之后,需要重新审查现有的组织结构,根据目标进行调整,明确职责分工。

(3)制订下级和个人的分目标:在总目标的指导下,制订下级和个人的分目标。分目标要支持总目标,个人目标要与组织目标相协调。在制订分目标时要注意:重点突出,不宜过多;目标尽量具体,可测量,便于考核;同时,目标还应具有挑战性,以激励员工的士气。

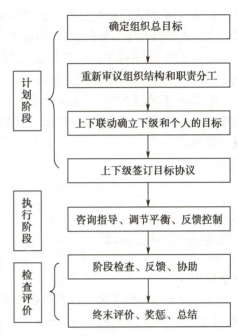

图3-2 目标管理的基本过程

(4)形成目标责任:上级和下级之间就实现目标所需要的条件及实现目标后的奖惩事宜达成协议,并授予下级相应的权力。

2. 执行阶段 目标管理强调执行者的自我控制,即自主、自治、自觉、自行解决完成目标的方法和手段,但不等于达成协议后管理者就可以撒手不管。相反,由于形成了目标体系,管理者应对目标实施过程进行定期地指导和检查。检查时,由下级主动向上级提出问题和报告,上级主要是协助、支持、提供良好的工作环境和信息情报。

3. 检查评价 属于目标考评阶段。评价的目的是实现奖罚预案,达到激励的目的;总结经验教训,不断修正更新目标,开始新的循环。

(1)考评成果:达到预定期限后,及时检查评价目标实现情况。评价的方法有自我评价、同行评价、专家评价、领导评价等。

(2)奖惩兑现:按照协商好的目标成果及奖惩条件,对目标责任者实施奖惩,如工资、奖金、职务的晋升和降免等,以达到激励先进、鞭策后进的目的。

(3)总结经验:总结目标管理中的经验和教训,找出存在的不足,在此基础上,制订出下一轮的目标,开始新的循环。

三、目标管理在护理管理中的作用

护理目标管理是将护理整体目标转化为各个部门、各个层级及每个人的分目标,建立完

善的管理目标体系,实施具体化的管理行为,最终实现总目标的过程。目标管理在护理管理中的作用有以下几个方面:

1. 提高护理管理效率　目标管理需要护理管理者根据实施目标的人力、物力、财力、信息等资源情况,进行科学合理配置,明确各级护理人员的职责和任务。上、下级之间对目标进行具体的、可操作的协商和讨论后,清楚地划分各层管理者的职责范围和工作呈报关系,提高护理管理的效率。

2. 调动护理人员的积极性　护理管理的各级目标是经过各级护理人员共同协商制订的。护理人员参与了目标的设置,明确了自己的地位、作用和职责,明确了个人利益和组织利益的紧密联系,明确了目标实现后,奖励的公正性、客观性,这些都有助于发挥护理人员的内在潜力和工作积极性,提高工作效率。

3. 有利于控制工作　护理目标管理使考核目标明确,可以作为护理管理者监督控制的标准。通过对护理人员定期的检查、督促、反馈、小结,及时发现偏差,给予纠正、调整,做到有效控制。

第三节　时间管理

导学案例与思考

导学案例:

　　李女士是某三级医院心内科的护士长,配有 1 名副护士长,12 名护士。她工作兢兢业业,非常勤奋,每天早出晚归,几乎牺牲了所有节假日的休息时间。她每天都亲自安排值班,参加医院、护理部的各种会议,还要帮助主班护士处理医嘱,帮助治疗护士静脉输液。尽管这样,科里的护理工作仍然出现被投诉的情况,副护士长和护士们对李护士长也有意见,感觉她很忙,但工作无序,效率低下。调查反映,李护士长工作非常努力,技术水平也高,是一名好护士,但不是一名称职的护士长。

请思考:

1. 分析李护士长不称职的原因。
2. 为什么时间管理重要?

　　每天每个人都会有 86 400 秒的时间,面对这样一笔财富,应该怎样利用呢? 爱迪生曾经说过:"人生太短暂了,要多想办法,用极少的时间办更多的事情。"时间是财富、是生命、是速度、是知识、是胜利。在护理管理活动中,对时间进行有效管理,使时间的价值得到进一步的体现,提高时间的利用率和有效性,具有重要的现实意义。

一、时间管理的概念

　　时间是物质存在的一种客观形式,是一种不可再生的无形资源,具有客观性、恒常性、无替代性、无储存性等特点。对时间的管理,就像对人、财、物、信息的管理一样,是体现有效管理行为的重要特征。

　　时间管理(time management)就是在同样的时间消耗下,为提高时间的利用率和有效性而进行的一系列控制活动。包括对时间进行计划和分配,保证重要工作的顺利完成,并留出足够的余地及时处理突发事件或紧急变化。时间管理能够提高工作效率,防止工作拖延,更有序地处理问题。

珍贵的 15 秒

某记者一次采访某跨国企业的 CEO 时,他完全按照规定的时间来到演播室,身后跟着三个保镖。1 小时的采访快结束时,记者发现其中一个保镖离开了,采访如期结束。CEO 站起来,在保镖的带领下往外走,记者惊讶地发现,那个不见了的保镖,原来站在电梯口,用手按住电梯门,以便他的老板能够不浪费 15 秒等电梯的时间,更快地去做下一件事情。为了节省这 15 秒,这个保镖可能花费 5 分钟。可是,他老板省下的 15 秒带来的价值,远远超过保镖几个小时的时间价值。

在企业里,经理不做员工的事情,各司其职,管理好自己的时间。

二、时间管理的基本步骤、方法和策略

(一)时间管理的基本步骤

时间管理是一个包括评估、计划、实施、评价的动态过程。

1. 评估 要进行时间管理,首先要了解自己使用时间的情况,作出准确的评估。评估内容包括以下三个方面。

(1)时间利用情况:管理者通过日志或记事本,按时间顺序记录一段时间(三四个星期可作为一个时间段)内所从事的活动以及每项活动所花费的时间。如果结果显示时间分配不平衡或与重要程度不相符,则管理者须重新调整时间分配方案,以提高时间使用的效率。重要的是,必须在活动"当时"立即加以记录,而不是事后凭记忆补记。

(2)时间浪费情况:时间浪费是指花费了时间但未能取得对完成组织或个人目标有益的行为。时间浪费的原因有:①主观原因:缺乏计划、没有目标、经常拖延,对事件抓不住重点、有头无尾,无计划地接待来访者、一心多用;缺乏条理与整洁、懒惰、简单事情复杂化、处理问题犹豫不决;不懂授权、事必躬亲、盲目承诺,不善于拒绝非分内之事,越权指挥,决策能力差等。②客观原因:过多的会议、死板的制度、官僚作风、官样文件,组织无计划,政策程序不清楚;漫长的电话、过多的社交应酬,合作者能力不足、沟通无效;信息不共享、交通拥堵、朋友闲聊,通信不畅等。

(3)最佳工作时间:根据人的生物钟学说,人在每天、每周、每月、每年都有生理功能周期性,管理者应充分了解自己精力最旺盛和处于低潮的时间段,根据自己内在生理时钟来安排工作内容。在人感觉精神体力最好的时段里,应安排需集中精力及创造性的活动,而在精神体力较差的时段中从事团体性活动,以通过人际关系中的互动作用,提高时间利用率。从生理角度讲,人在 25~50 岁是最佳工作年龄时区,35~55 岁是管理效益最佳时区。充分认识个人最佳工作时间段是提高工作效率的基础。

2. 计划

(1)确定工作目标及工作的优先顺序:设定个人及专业的目标,明确自己每天需要完成的工作及最主要的任务,分清主次,确定重点,是进行时间管理计划的第一步。

（2）选择有效利用时间的策略：选择有效利用时间的策略，一般要明确以下几个问题：①实现工作目标需要进行哪些活动。②每项活动需要花费多长时间。③哪些活动可以同时进行。④哪些活动可以授权下属完成。

（3）列出时间安排表：根据目标及完成目标所需的活动来安排时间，并根据事情的主次来安排工作的顺序。注意每天留出一定的"弹性时间"，以应对意外事件的发生。因为在管理工作中有80%的时间用于与人接触、交往和沟通。

3. 实施 时间管理的关键在于计划制订后的实施，实施时间计划应注意：①集中全力去完成一件事情，学会"一次性处理"或"即时处理"。②关注他人时间，尽量减少拜访次数。③对于重要且必须完成的工作，应有效控制干扰。④提高沟通技巧，保持上下沟通渠道畅通。⑤处理好书面工作，并尽可能按时完成工作。

4. 评价 实施时间计划的过程中，采取有力的控制手段可达到良好的时间管理。一般情况下，可采取"日回顾""周回顾"，以了解任务完成情况。如未完成，应评价时间安排是否合理有效，活动主次是否分明，有无时间浪费等。根据评价结果，评估时间使用情况，采取适当的控制措施。

（二）时间管理的方法

1. ABC时间管理法 美国管理学家莱金（Lakein）提出，有效利用时间，每个人都需要将自己的目标分为三个阶段，即长、中、短期目标。又将各阶段目标分为ABC三类，A类为最重要且必须完成的目标，B类为较重要很想完成的目标，C类为不太重要可以暂时搁置的目标。A类是要抓紧做的，B类次之，C类是暂时可以不理会的。ABC时间管理法的核心是抓住重要问题，解决主要矛盾，保证重点，兼顾一般，提高时间的利用率。

（1）ABC时间管理法的特征及管理方法见表3-1。

表3-1 ABC时间管理法的特征及管理方法

分类	占工作总量的百分比	特征	管理方法	时间分配
A类	20%~30%	最迫切、最重要，对目标实现影响大，不做没有补救的机会	重点管理；现在、亲自、必须做好	60%~80%
B类	30%~40%	迫切、较重要的事情，对实现组织目标有一定影响，还有机会	一般管理；最好亲自去做，可以授权下属	20%~40%
C类	40%~50%	无关紧要、不迫切的事情，对实现组织目标影响不大或没有影响	不必去管理；有时间就做，没时间不做或授权下属	0

（2）ABC时间管理的步骤：①列出清单：每日工作前列出"日工作清单"。②目标分类：对"日工作清单"分类，对常规工作，按程序办理。③排列顺序：根据工作的重要性、紧急程度确定ABC事件顺序。④分配时间：按ABC级别顺序定出工作日程表及时间分配情况。⑤组织实施：集中精力完成A类工作，效果满意，再转向B类工作。对于C类工作，在精力充沛的情况下，可自己完成，但应大胆减少C类工作，尽可能授权下属完成，以节省时间。⑥记录总结：记录每类事件消耗的时间，评价时间使用情况，以不断提高自己有效利用时间的能力。

2. 时间管理统计法　时间管理统计法是对时间进行记录和总结,并分析时间浪费的原因,以采取节约时间的措施。可利用台历或效率手册来记录,记录时应注意真实性与准确性,以达到管理时间的目的。

时间管理的方法还有"四象限"管理法、拟定时间进度表、区域管理法等。

（三）时间管理的策略

管理者掌握时间管理的策略,可以提高时间的利用率和有效性。常用的时间管理策略有以下几个方面。

1. 消耗时间的计划化、标准化及定量化　时间管理学家吉利斯指出,要有计划地消耗和利用时间,必须先了解每天的时间消耗情况,以30分钟为一时间单位,详细记录每天时间消耗的过程。再将自己的活动时间分类,并对每项工作按先后顺序及重要程度确定具体时间,并严格遵守。

2. 充分利用自己的最佳工作时间　根据自己的生物钟,视体力和精力状况安排合适的工作内容,作出具体时间计划,以达到最高的工作效率。

3. 保持时间利用的连续性　心理学研究证明,当人正在集中注意力从事某项活动时,最好不间断地完成此项工作,如果中断,再继续此活动时,需要一定的时间集中注意力,有时甚至在间断后永远达不到先前的效果。因此,管理者安排时间表时,应将重要事件安排在无干扰时处理,集中完成,减少时间的浪费。

4. 学会授权　作为管理者必须明确,有很多事情不能事必躬亲,通过适当授权他人可以增加自己的工作时间。

5. 掌握拒绝艺术　为了减少管理者的时间浪费,使时间得到有效利用,管理者必须学会拒绝干扰自己正常工作的事,拒绝承担非自己职责范围内的责任,以保证完成自己的工作职责。但拒绝时应注意时间、地点及场合,避免伤害别人的自尊心,最好不要解释拒绝的理由,以免别人想出反驳的理由,使你无法拒绝。

三、时间管理在护理管理中的应用

在护理工作中,时间就是生命,有计划地使用各种方法管理有限的时间,提高时间的利用率和有效性,确保护理工作高质量完成,应做到以下几点。

1. 建立清晰可以达到的目标　目标要具体,具有可实现性。在制订目标时,不能太大,也不能太小,要在全面衡量的基础上,作出能在有效时间内完成的预期目标。

2. 工作区分轻重缓急　根据工作目标,判断事情的重要性和紧迫性,将每天的工作列出先后次序,然后根据先后次序安排时间。工作时精神集中,全身心地投入。如病人病情突然变化的意外情况,要立即采取措施,而对一般性问题按计划进行。对不重要不紧迫的事情,妥善处理,减少时间的浪费。

3. 条理整洁,杜绝拖延　对与护理有关的档案资料进行分档管理,按重要程度或使用的频繁程度分类放置,并及时处理阅读。保持桌面整洁,做完事立即归档,做事只经手一次。对于没有效果或者效果不大的资料,坚决丢掉。对没有意义的事情采用有意忽略的技巧。

4. 保持时间利用的相对连续性　集中利用时间,不要把时间分割成零星的碎片,是合理利用时间的关键。护理管理者在处理重要问题时,要善于排除干扰,集中精力。

5. 激发人们的成就感和事业心　作为护理管理者要善于授权,防止事必躬亲,从繁忙的事务中解放出来。在同样的时限内,进行有效的管理,帮助他人提高工作效率,获得更多的业绩,从而激发人们的成就感,满足自我价值的实现,进一步调动工作的积极性和主动性。

 边学边练

实训1 编制一份社区卫生服务中心的年度护理工作计划

(冯开梅)

自测题

一、A1 型题

1. 计划工作的核心是( )
   A. 估量形势　　　　　B. 明确宗旨　　　　　C. 制订目标
   D. 决策　　　　　　　E. 实现目标

2. 下列**不属于**计划形式的是( )
   A. 目标　　　　　　　B. 宗旨　　　　　　　C. 指标
   D. 规划　　　　　　　E. 规则

3. 目标应具备的条件**不包括**( )
   A. 现实性　　　　　　B. 时限性　　　　　　C. 明确性
   D. 不可测性　　　　　E. 相关性

4. 计划工作的原则**不包括**( )
   A. 系统性　　　　　　B. 重点　　　　　　　C. 创新
   D. 弹性　　　　　　　E. 不可测量

5. 计划在护理管理中的应用,**错误**的是( )
   A. 能避免工作中的失误　　　　　B. 有利于实现组织目标
   C. 有利于合理使用资源　　　　　D. 有利于控制工作
   E. 有利于减少工作中的失误

6. 下列目标的描述中,正确的是( )
   A. 本年度全院护士的护理技术操作合格率≥95%
   B. 全体护理人员掌握健康教育技能
   C. 全院大多数护理人员至少接受一次业务培训
   D. 大部分的护理文件书写合格
   E. 全院大多数护理人员理论考核成绩优秀

7. 浪费时间的客观因素是( )
   A. 工作日程计划不周　　　　　B. 未能恰当授权
   C. 过多的社交应酬　　　　　　D. 决策能力差
   E. 工作目标不明确

8. 人的最佳工作年龄时区是( )
   A. 25～30岁　　　　　B. 30～35岁　　　　　C. 25～35岁
   D. 25～50岁　　　　　E. 35～55岁

9. 根据ABC时间管理法,下列属于病房护士长的A类事件是( )

A. 为危重病人派特护
B. 申请补充被服
C. 护士预约谈话
D. 写年度工作总结
E. 家属询问病情

10. 时间管理最重要的意义是(   )

A. 提高工作效率
B. 激励员工的事业心
C. 有效利用时间
D. 有利于管理
E. 应对突发事件

11. 长期计划一般由高层管理者制订,是针对较长时间所做的计划,一般是指(   )

A. 10 年以上
B. 5~10 年
C. 5 年以上
D. 1~5 年
E. 1 年以下

二、A2 型题

12. 某基层医院为在竞争中求生存,发展特色专科建设,这属于计划形式的(   )

A. 目标
B. 策略
C. 政策
D. 任务
E. 规划

13. 某医院护理部年度目标为"本年度整体护理开展率达到100%",这体现了计划工作的(   )

A. 系统性原则
B. 重点原则
C. 创新原则
D. 弹性原则
E. 可考核性原则

14. 某医院计划开设社区护理服务项目,第一步是(   )

A. 评估形势
B. 确定目标
C. 形成前提条件
D. 拟定备选方案
E. 选定方案

15. 某医院输液室护士将工作目标确定为"静脉穿刺一次成功率达100%",这体现了目标的(   )

A. 明确性
B. 可测性
C. 现实性
D. 相关性
E. 时限性

16. 患者王某,因车祸大出血,急诊入院治疗。作为急诊科护士,首先要给病人(   )

A. 止血包扎
B. 找家属了解病情
C. 书写文书
D. 测量体温
E. 询问既往史

三、A3/A4 型题

(17~18 题共用题干)

某医院护理工作 2013 年出现一般差错 8 件,严重差错 3 件。为提高护理服务质量,护理部提出"2014 年全院护理人员的一般差错比去年减少 50%,杜绝严重差错"的目标。通过管理,2014 年年终总结该医院仅发生 2 件一般护理差错,比去年减少了 75%,杜绝了严重差错,达到了预期的目标。

17. 为提高护理服务质量,该医院护理部采用了(   )

A. 决策
B. 目标管理
C. 时间管理
D. 战略管理
E. 预测

18. 这种管理方法的特点应**除外**(   )

A. 员工参与管理
B. 以自我管理为中心
C. 强调自我评价
D. 重视成果

E. 目标管理的短期性

(19~20 题共用题干)

某医院呼吸内科护士长,凡事喜欢亲力亲为,每天上班后就开始和护士核对医嘱,后又为病人更换液体、书写护理病历,到下班时,才发现还有很多工作没有完成。

19. 导致该护士长没有完成工作的原因是(　　)

A. 无效沟通　　　　　　B. 突发事件　　　　　　C. 文书工作繁忙

D. 未能充分授权　　　　E. 决策能力差

20. 作为护士长,以下做法**不可取**的是(　　)

A. 消耗时间的计划　　　　　　　　B. 保持时间利用的连续性

C. 学会授权　　　　　　　　　　　D. 满足所有要求

E. 善于应用助手

第四章 组织工作

学习目标

1. 初步树立正确的护理价值观,具有用护理组织文化进行管理的意识。
2. 掌握护理组织设计原则及护理工作模式。
3. 熟悉组织与组织文化的概念,正式组织与非正式组织的特点及区别。
4. 了解组织结构的概念、类型。
5. 在临床护理工作中学会正确选用护理工作模式。

组织(organization)是管理的基本职能之一,组织管理是管理活动的一部分,也称组织职能。在管理的各项职能中,组织是进行人员配备、领导、控制的前提。组织结构、组织工作及组织文化是组织管理的重要内容。

导学案例与思考

导学案例:

某三级甲等医院重症监护病房近期又有 3 名护士提出辞职申请。吴护士长愁容满面,因为今年已有 5 名护士辞职,这几位护士都是科室护理工作的中坚力量,富有临床护理经验。吴护士长对这些护士做了很多思想工作,但都无法打消他们辞职的念头。他们离开医院主要是因为科室护士工作量大、风险系数高、承担的责任重,但是在奖金分配上不能体现他们的劳动价值。吴护士长就此向护理部主任反映了情况。

请思考:

1. 组织设计应遵循的原则是什么?
2. 如果你是护理部主任,你将采取什么措施改变现状?

第一节 组 织 概 述

一、组织的概念

组织一般是指有目的、有系统、有秩序地结合起来的人群集合体,也指为了实现共同目标而协作的人群活动系统。如医院、护理部、各护理单元等。组织包含以下四层含义:

1. 组织是一个人为的系统 组织是由两个或两个以上的个体组成的集合体。组织是一个开放的系统,是由各个相互联系、相互影响的子系统构成的整体,并与其他组织发生联系,受到周围环境的影响。

2. 组织有共同的目标 目标是组织存在的前提和基础,组织作为一个整体,首先要有共同的目标,才能有统一的指挥、意志和行动。

3. 组织内有不同层次的分工与协作 组织为了达到目标和效率,就必须分工与协作,根据管理原则划分出不同的管理层次,规定不同层次的机构或成员职位、职责和分工,赋予相应的权力和责任,从而保证目标的实现。

4. 组织不断发展和完善 组织不是自然形成的产物,而是为了实现某个目标进行分工合作,建立某种权责关系形成的。目标变动时,组织也相应随之调整,才能发挥组织的最大功能。

二、组织的职能

组织的职能是整合各种有效的资源,为实现管理目标而进行的活动。其目的是通过建立一个良好的环境,消除工作上的各种冲突,使组织成员都能在工作岗位上为实现组织目标作出应有的贡献。组织的职能包括:

1. 组织设计 根据组织目标设计和建立一套组织机构和职位系统。

2. 组织联系 联系组织内部上下左右关系的各个部门,明确各层次之间分工协作关系,使组织成员了解自己在组织中的工作关系与所属关系。

3. 组织运转 与组织管理的其他职能相结合,以保证所设计和建立的组织机构有效地运转。

4. 组织变革 根据组织内外部要素的变化,适时地调整组织结构。

三、组织的基本要素

组织的要素是每个组织结构、组织活动以及组织维护生存和求得发展的最基本的条件,主要包括四个要素:资源、精神、时机和任务。

1. 资源 是组织所需的人员、经费、房屋、设施、仪器设备等。

2. 精神 是指组织内成员的职责、权力、工作规范、生活准则、服务精神、认同感及归属感等。

3. 时机 指组织形成的时间和环境等。组织为达到目标,必须不断地与周围环境进行物质、能量和信息的交换,根据环境变化调整自身的运营机制。

4. 任务 组织是为实现组织目标而建立的,组织工作就是将自身的使命和社会责任加以归类、分工,给予分配任务的过程。

四、组织的分类

由于分类的角度不同,可将组织分成多种类型。根据切斯特·巴纳德的观点和霍桑实验的结果,将组织分为正式组织和非正式组织两类。

(一)正式组织

1. 正式组织的概念 正式组织是指依据一定的法规制度,按照一定的程序组建的,具有一定结构、目标和特定功能的行为系统。

2. 正式组织的特点 ①组织目标是具体的。②有明确的信息沟通系统。③有协作的意愿,即人们在组织内积极协作,服从组织目标。④讲究效率,以最有效的方法达到目标。⑤分工专业化,强调协调和配合。⑥结构一般具有等级特点,赋予相应职权,下级必须服从上级。⑦强调群体或团队的功能和作用,不强调成员的独特性,组织成员的工作及职位可以互相替换。

（二）非正式组织

1. 非正式组织的概念 非正式组织是指正式组织中的成员,在共同工作或生活过程中,形成的一种松散的、没有正式结构的群体。

2. 非正式组织的特点 ①自然或自发形成,一般无章程和确定的权利、义务。②成员间由共同的思想和兴趣互相吸引。③组织内成员一般都有自己的领袖人物,不一定具有较高的地位和权力,但具有较强的影响力。④具有一定行为规范控制成员活动,有不成文的奖惩办法。⑤有较强的内聚力和行为一致性,成员间互相帮助,但容易出现"抱团"现象,而表现出自卫性和排他性。⑥组织内部信息交流和传递具有渠道通畅、传递快的特点,并常带有感情色彩。

（三）非正式组织对正式组织的影响

在任何组织结构中,都存在正式组织和非正式组织。非正式组织对组织目标的实现既可起到积极促进作用,也可产生消极的影响。

1. 非正式组织的积极作用 ①有利于成员间相互理解、支持和帮助:满足组织成员的情感心理需要,对人们在工作中情绪的稳定及工作效率的提高有着非常重要的影响。②有利于增强正式组织的凝聚力:人们在非正式组织中的频繁接触会使相互之间的关系更加和谐、融洽,有利于组织成员在工作中团结合作。③有利于提高技能水平:对于工作中有实际困难或技术不熟练者,非正式组织中的伙伴往往会自发地给予指导和帮助。④有利于加强沟通,规范行为,维护组织秩序:非正式组织为了群体的利益和在正式组织中树立良好的形象,往往会自觉或自发地帮助正式组织维护秩序。

2. 非正式组织的消极作用 ①目标冲突:非正式组织的目标如果与正式组织的目标相冲突,则可能对正式组织产生极为不利的影响。②束缚个人发展:非正式组织要求成员行为一致,往往会束缚成员的个人发展,使个人才智得不到充分发挥,甚至影响整个组织工作效率的提高。③影响组织变革:非正式组织中的部分成员害怕组织变革会改变非正式组织赖以生存的正式组织结构,进而威胁到非正式组织的存在。因此非正式组织有可能抵触正式组织变革,从而影响组织的发展。

知识窗

组织的划分依据与类型

1. 依据组织自身目的不同,组织可分为营利性组织、非营利性组织和公共组织三类。营利性组织是指以获利为主要目标的组织;非营利性组织是公共组织之外的一切不以营利为目标的组织;公共组织即负责处理国家公共事务的组织。

2. 依据组织内在结构不同,组织可分为正式组织和非正式组织。

3. 依据组织形态不同,组织可分为实体组织和虚拟组织。实体组织是指有固定的组织层次和内部命令系统的组织;虚拟组织是指成员处于一个虚拟的空间,依赖现代通讯与信息技术实现远程的沟通与协调而构成的组织。

随着管理实践和社会的发展,出现了许多新型组织结构,如学习型组织。学习型组织让组织成员平等地、和谐地进行个人和集体的学习,并应用学到的成果来促进个人和组织的效能增强,从而提高组织适应社会变化的能力。

第二节 组织工作与组织管理

一、组织工作

（一）组织工作的概念

组织工作是指为了实现组织的共同目标而确定组织内各要素及其相互关系的活动过程。

（二）组织工作内容

组织工作的具体内容包括以下四个方面：①根据组织目标，设计出合理的组织结构及职位系统。②规定组织结构中的职权关系，确定各部门之间的协调原则、方法及沟通渠道，从而使上下左右有秩序地联系起来。③确立组织内各项工作，使所设计和建立起来的组织结构能够有效地运转。④根据组织内、外环境变化，及时调整组织结构。

二、组织管理

（一）组织管理的概念

在现代社会中，个人不能脱离组织而存在。组织的功能在于它能克服个人力量的局限性，通过组织成员间的分工协作，形成强有力的集体力量，从而实现共同目标。

组织管理是运用现代管理科学理论，研究组织系统的结构和人的管理；通过组织设计，建立适合的工作模式；把人员之间的相互关系、分工与协作、时间和空间等各环节合理地组织起来，形成一个有机的整体，有效地激发成员的智慧和能力，促使其高效率地工作，实现组织目标。

（二）组织管理的意义

组织管理是人类的重要活动，是人类追求生存、发展和进步的一种途径和手段，它存在于一切组织和有组织的活动中。

1. 有利于组织目标的实现　组织功能的发挥在于通过组织成员间的分工与协作，从而实现共同的目标。有效的组织管理可以放大组织系统的整体功能，更高效率地实现组织目标。

2. 有利于个人目标的实现　从本质上说，组织共同目标的实现是组织成员个人目标实现的基础，通过组织管理，可以更高效率地实现组织目标，进而实现个人目标。

（三）组织管理的原则

组织管理的原则涵盖了组织的使命、宗旨、价值观、组织规范、行为准则等纲领性的基本问题。

1. 人本原则　在组织管理中强调充分尊重人、理解人，调动人的积极性和创造性，满足人的需要，实现人的全面发展，以实现组织目标。

2. 民主原则　管理者应具有民主意识和民主作风，博采众长，发挥集体领导的作用，对涉及员工切身利益的管理制度、分配方案等，征求大家的意见，实现民主决策。

3. 公正原则　组织管理中，管理者要公正地对待每一位员工。是否受到公正的对待，这对组织的凝聚力及员工的积极性有直接影响。

4. 公开原则　在组织管理中遵循公开原则，增加管理者与员工的管理透明度，如公开办事程序、评价标准和分配制度等。

5. 科学原则　在管理过程中按照管理客观规律解决管理中的实际问题,做到科学决策、科学管理。

在管理过程中,应遵循组织管理的原则,并在此基础上注意各种可变因素的影响,做到具体问题,具体分析。

第三节　组织设计与组织结构

 工作情景与任务

导入情景:

　　自从采用功能制排班之后,消化科人手不足的现象终于得到了解决。护士长松了一口气,但没过多久,消化科又出现不断投诉的情况,病人的满意度下降,病人经常向护士长投诉护士态度不好。病人小李需要做检查,问帮她输液的护士,输液的护士说,她只负责输液;问发药的护士,发药的护士也这么回答。问其他护士,均表示不是她们的工作范畴。

　　一方面病人满意度下降,投诉增多,另一方面是护士的工作积极性下降。护士小张说,刚开始工作的时候满腔热情,准备为护理事业奉献自己的光和热。但工作几年后,热情被消磨了,挫败感产生了,面对病人咨询却无暇给予解答时,觉得自己好像变成了打针、发药的机器,对自己的职业前景失去了信心。

工作任务:

　　1. 运用适宜的护理工作模式,改变这种局面。
　　2. 采取适宜措施,提高护理服务质量和病人满意度。

一、组织设计

(一)组织设计的概念

组织设计是指管理者将组织内各要素进行合理组合,建立和实施一种特定组织结构的过程。组织设计主要解决的是管理层次的划分、部门的划分、职权的划分三个主要问题。组织设计是有效管理的手段之一。

(二)组织设计的要求

1. 精简　精简是组织设计的基本要求,精简才有效率。组织机构既要健全,以保证组织功能的充分发挥,又要避免机构重叠,人浮于事。

2. 统一　首先要统一于组织目标;其次是命令和指挥的统一,即按管理层次建立统一的指挥系统,形成从上到下的指挥链。

3. 高效　效能是组织生存的关键。组织设计时要根据自身的实际,以目标为中心,使各部门、各环节、组织成员组成高效的结构形式。

合理的组织设计应具备:清晰的职责层次、畅通的沟通渠道、及时准确的信息反馈系统、相对稳定的组织结构、有效协作的部门体系、灵活的环境适应性。

(三)医院护理管理的组织原则

护理组织管理是把人员进行分工和协作,将时间和空间各个环节合理地组织起来,有效地运用护理人员的工作能力,高效地完成护理目标。要将组织设计成既分工又合作的有机整体,必须遵循一些基本原则。

1. 等级和统一指挥的原则　将组织的职权、职责按照上下级关系划分,上级指挥下级,下级听从上级指挥,组成垂直等级结构,实现统一指挥。如护理组织上划分为护理部主任—科护士长—护士长—护士的管理等级结构。

为了避免多头指挥和无人负责的现象,提高管理效率,在管理中需要统一领导、统一指挥。强调无论什么岗位,组织的每一个层级只能由一个人负责,下级只接受一位上级管理人员的命令和指挥,对一位管理人员负责,避免两个以上领导人同时对一个下级和一项工作行使权力,造成下级无所适从。下级只向直接上级请示,只有在确认直接指挥错误时方可越级上报。上级不要越级指挥,以维护下级组织领导的权威。

2. 专业化分工与协作的原则　要提高管理的效能,组织中多个人为一个目标工作,就需要有分工和协作。对每个部门和个人的工作内容、工作范围、相互关系、协作方法等都有明确规定。分工是根据组织的任务、目标,按照专业进行合理分工,使每一个部门和个人明确各自任务、完成的手段、方式和目标。组织内的活动应按照专业化分工,以及组织需要而定,不能过细,也不能过粗,给每个成员分配相应有限的任务,使其工作更加熟练。护理工作依此分配到群体或个人,使其技能得到有效的利用。但要更好地实现组织目标,还要进行有效的分工。协作是以明确各部门之间的关系为前提,协作是各项工作顺利进行的保证,协调则是促进组织成员有效协作的手段。

3. 管理层次的原则　要做到组织有效地运转,组织中的层次应越少越好,命令路线越短越好。从上级到下级建立明确的职责、职权和联系的正式渠道,指令和命令必须通过组织层次逐层下达或上传。组织层次过多会增加沟通困难,组织层次的多少与管理宽度相关,相同人数的组织,管理宽度大则组织层次少,反之则组织层次多。

4. 有效管理幅度的原则　管理幅度是指不同层次管理人员能直接领导的隶属人员人数,管理幅度应合理有限。管理幅度是随着各自的工作性质、类型、特点、素质、技术水平、经验和管理者的能力而定。根据情况和条件适当建立管理幅度,有效的管理监督要在合理的管理幅度下才能实现。层次越高,管理的下属人数应相应减少。护理管理中,护理部主任、科护士长、护士长的管理幅度要适当和明确。管理幅度过宽、管理的人数过多、任务范围过大,使护理人员接受的指导和控制受到影响,管理者则会感到工作压力大;如果管理幅度过窄,管理中又不能充分发挥作用,造成人力浪费。应根据具体条件确立适当的管理宽度,以确保能够提供有效的监督和管理。

5. 职责与权限一致的原则　权力是完成任务的必要工具,职位和权力是相对等的。分工本身就意味着明确职务,承担责任,并确定与职务和责任相对应的利益。为了实现职、责、权、利的对应,应做到职务实在、责任明确、权力恰当、利益合理。要遵循这一原则,应有正确的授权,组织中的一些部门或者人员所负责的任务,应赋予其相应的职权。授予的权力不应大于或小于其职责,下级也不能超越自身的权力范围。上级掌管总的权限,其他权限分配给下级,既统一领导,又分级负责。如果有权无责会助长瞎指挥和官僚主义,有责无权或权限太小,会阻碍或束缚管理者的积极性、主动性和创造性,使组织缺乏活力,不能真正履行相应的责任。

6. 集权分权相结合原则　集权是把权力相对集中在高层领导者手中,使其最大限度地发挥组织的权威。集权能够强化领导的作用,有利于协调组织的各项活动。分权是把权力分配给每一个管理层和管理者,使他们在自己的岗位上就管理范围内的事情作出决策。分权能够调动每一个管理者的积极性,使他们根据需要灵活有效地组织活动。分权使不同层次的管理者对于日常例行性业务按照常规措施和标准执行,领导只需要加以必要的监督和指导。下属定期向上级汇报工作,只有在偏离正常运作的特殊情况时,才向上级报告,由上级亲自处理。这种上下级的分工,有利于领导摆脱日常事务,集中精力研究及解决全局性的管理问题,也有利于调动下级的工作积极性。

7. 任务和目标一致的原则 强调各部门的目标与组织的总目标保持一致,各部门或者科室的分目标必须服从组织的总目标。只有目标一致,才能同心协力完成工作。例如护理部的目标必须根据医院总体目标制订,并始终保持一致。病房、门诊、手术室等护理管理目标必须服从护理部的总体目标。组织的存在和发展是以任务和目标为核心的,组织的调整、改造也应以是否实现组织目标为衡量标准。要因任务、目标设事,以事为中心,因事设机构,因事设职位,因事配人员。

8. 稳定适应性原则 稳定是指组织内部结构要有相对的稳定性,这是组织工作得以正常运转的保证。但组织的稳定是相对的,建立起来的组织不是一成不变的,随着组织内外环境的变化作出适应性的调整。组织既稳定又灵活,才能在多变的环境中生存和发展。

9. 精干高效原则 组织必须形成精简高效的结构形式,以社会效益和经济效益作为自身生存和发展的基础。

10. 执行与监督分设原则 执行机构与监督机构分开设立,赋予监督机构相对独立性,才能发挥作用。在组织的运行过程中,必然会出现各种各样的问题,如何保证这些问题得到及时发现和解决,就需要监督机构的有效监督。监督的力度及有效性取决于监督机构的独立性。

课堂讨论

　　某市一所三级甲等医院,为提高消化科的业务能力,内科总护士长将小李作为业务骨干由呼吸科调入消化科,但引起了消化科业务骨干小赵的妒忌,在工作中经常故意排挤小李。两人的矛盾在最近护理组长的选举中不断激化,以至于在全科公开争吵。护士小赵平时与护理部李主任的私人关系密切,将此事直接反映给李主任,李主任非常重视,认为小赵的理由非常充足,错在小李,立即将小李叫到护理部进行批评教育,并到消化科召集全体护士开会处理此事。对于这样的处理结果,护士小李明确表示不能接受。

问题:
1. 护士小李为什么不接受这样的处理结果?
2. 这暴露了该医院护理组织管理的什么问题,应该如何解决?

二、组织结构

(一)组织结构的概念

　　组织结构是指构成组织各要素之间相对稳定的关系模式,它表现为组织各部分的排列顺序、空间位置、聚集状态、联系方式,以及各要素之间相互关系的一种框架体系模式,以保

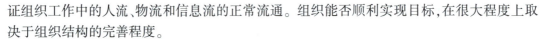

证组织工作中的人流、物流和信息流的正常流通。组织能否顺利实现目标,在很大程度上取决于组织结构的完善程度。

(二)组织结构的类型

组织结构的基本类型包括:直线型、职能型、直线—职能型及矩阵型等。在实际工作中,大部分组织并不是某一单纯的类型,而是多种类型的综合体。

1. 直线型结构 是一种最简单的组织类型(图4-1)。它的特点是各级部门从上到下实行垂直领导,下属部门只接受一个上级的指令,各级主管负责人对所属部门的一切问题负责。一切管理职能基本上都由各级行政主管自己执行。其优点是组织关系简明,各部门目标明确,评价较为方便。缺点是组织结构简单,不适于规模大、业务复杂的组织。另外,由于权力过于集中,易导致主观专断,有滥用权力的倾向。直线型组织结构只适用于规模较小、管理层次较简单的一级医院。

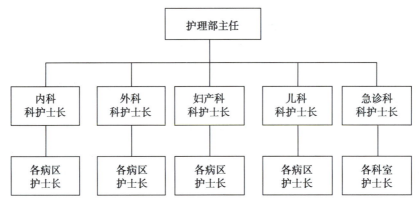

图4-1 直线型组织结构图

2. 职能型结构 是各级单位除主管负责人外,还相应地设立一些职能机构(图4-2)。该结构要求上级把相应的管理职责和权力交给相关的职能机构,各职能机构就有权在自己业务范围内向下级行政单位发号施令。因此,下级行政负责人除了接受上级行政主管人指挥外,还必须接受上级各职能机构的领导。其优点是管理分工较细,充分发挥职能部门专业管理作用,减轻上层管理者的负担。缺点是多头领导,不利于统一指挥,各职能部门间横向联系不够,环境改变时适应较慢。

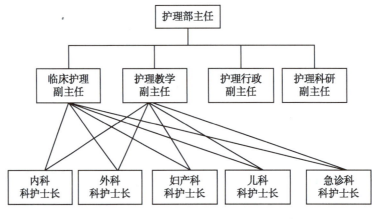

图4-2 职能型结构示意图

3. 直线-职能型结构 是一种下级成员除接受一位直接上级的命令外,又可以接受职能参谋人员指导的组织结构(图4-3)。直线指挥人员在分管的职责范围内拥有直接指挥权;职能部门可提供建议与业务指导,在某些情况下可以代替上级行使权力,并对直线主管负责。其优点是既可以统一指挥,严格责任制,又可根据分工和授权程度,发挥职能部门和人员的作用。缺点是如果职能部门和人员的权限过大,有可能破坏统一指挥原则。我国二级及二级以上医院多用这种组织结构。

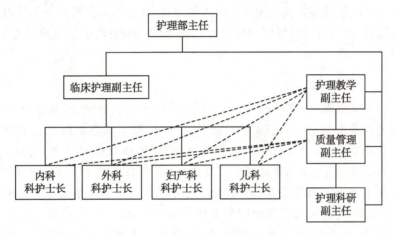

图4-3 直线-职能型结构示意图

4. 矩阵型结构 是一种组织目标管理与专业分工管理相结合的组织结构(图4-4)。该结构中,命令路线有纵向和横向两个方面。直线部门管理者有纵向指挥权,按职能分工的管理者有横向指挥权。其优点是机动、灵活,可随项目的开发与结束进行组合或解散,加强了纵向职能部门与其横向项目部门之间的配合和信息交流,各项工作有布置、有检查、有督促,有利于提升工作质量。缺点是横向项目负责人的责任大于权力,组织中的信息和权力等资源一旦不能共享,纵横部门之间势必会产生矛盾,也可能导致责任推诿,而作业人员则要接受双重指挥与领导,信息沟通和协调难度加大。该组织结构适用于大型组织。

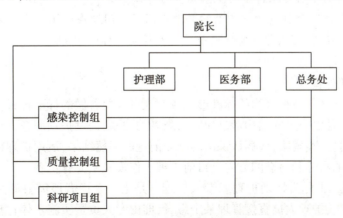

图4-4 矩阵型组织结构示意图

5. 委员会 组织结构中的一种特殊类型,它是执行某方面管理职能并以集体活动为主要特征的组织形式。实际中的委员会常与上述组织结构相结合,可以起决策、咨询、合作和协调作用。其优点是：①可以集思广益。②有利于集体审议与判断。③防止权力过分集中。④有利于沟通与协调。⑤能够代表集体利益，容易获得群众信任。⑥促进管理人员成长等。缺点是：①责任分散。②有可能议而不决。③决策的人力成本和时间成本高。

6. 团队 团队是指由两个或两个以上成员组成的相互影响、相互协调、技能互补以完成特定任务目标、并为目标的实现相互负责的个体组合。它合理利用每一个成员的知识和技能，团队成员协同工作，解决问题达成共同的目标。团队成员具有共同的信念和价值观，彼此通过互相沟通、信任和责任承担产生群体的协作效应，从而获得比个体绩效更大的团队绩效。团队结构可以打开部门界限，快速地组合、重组、解散；能够促进成员参与决策，增强民主气氛，调动积极性。

课堂讨论

　　某省级医院，有一天，王护士长给医院的院长打电话，要求立即作出一项新的人事安排。从王护士长急切的声音中，院长能感觉到发生了什么事。大约 5 分钟后，王护士长来到院长的办公室，递给他一封辞职信，说："院长，我不当护士长了，我在普外科干了近半年，我现在干不下去了。我有两个上司，每个人都有不同的要求，都要求优先处理。比如昨天早上 7:40，我来到护士办公室就发现桌上医院护理部主任留了一张纸条，要求我写一份床位使用情况报告，在上午 10 点交到护理部，一份报告至少要花一个半小时才能写完。20 分钟以后，我的直接主管普外科刘主任走进来，问我为什么科里两名护士都不在班上。我说大外科马主任借走了，说是急诊外科手术缺人，需要借用。我坚决反对，但马主任坚持要这样做。你知道刘主任说什么？她叫我立即让这两名护士回普外科，她还说一个小时以后，她会回来检查我是否把这件事办好了！院长，这样的事情几乎每天都在发生，一家医院就只能这样运作吗？"

问题：

1. 该案例中有越权行事的现象吗？为什么？

2. 有人说："该医院的组织结构并没有问题。问题在于王护士长不是一个有效的管理者。"对此，你是赞同还是反对？请说明你的理由。

（三）护理工作模式

　　模式的基本含义是各种事物的标准形式或使人可以照着做的标准样式。在医院护理组织中，护理人员都是以一定的结构形态建立与患者的关系，提供护理服务。护理模式的产生和演变，是人们对生命、健康、疾病认识运动不断前进的必然结果，运用护理模式有助于更好地把握护理工作的目标和前进的方向。目前护理工作模式主要有：

　　1. 个案护理 也称为特别护理或专人护理。是指一个患者所需要的全部护理由一名当班护士全面负责，护理人员直接管理某个患者，即由专人负责实施个体化护理。常用于危重病患者、大手术后需要特殊护理的患者。优点是：①护理人员责任明确，责任心较强。②护士掌握患者的病情变化，全面掌握和满足患者的需求，患者能够得到高质量的护理。③护患沟通和交流比较容易，护士对患者的心理状态也有一定的了解。缺点是：①需要护理人员有一定的工作能力，护理人员轮班所需要的人力较大，成本高。②由于护士换班，对患者的连续性照顾受到一定影响。

2. 功能制护理　是以工作中心为主的护理方式,按照工作的特点和内容划分几个部分,以岗位分工,如处理医嘱的主班护士、治疗护士、药疗护士、生活护理护士等。护理人员按照分配做不同类型的工作内容,是一种流水作业式的工作方式。优点是:①护士分工明确,工作效率高,所需护理人员较少,易于组织管理。②护士长能够依照护理人员的工作能力和特点分派工作。缺点是:①护理人员对患者的病情和护理缺乏整体性概念,容易忽略患者的整体护理和需求。②患者所获得的护理缺乏连贯性,不知道哪位护士具体负责自己。③护理工作被视为机械性和重复性劳动,护理人员不能发挥主动性和创造性,易产生疲劳、厌烦情绪,工作满意度降低。

3. 小组护理　是将护理人员和患者分成若干小组,一个或一组护士负责一组患者的护理方式。小组成员由不同级别的护理人员组成,小组组长负责制订护理计划和措施,指导小组成员共同参与和完成护理任务。优点是:①小组任务明确,成员需要彼此合作,互相配合,维持良好工作氛围。②小组中发挥不同层次护理人员的作用,调动积极性,护理人员能够获得较为满意的结果。缺点是:①护理工作是责任到组,而不是责任到人,护士的责任感受到影响。②患者没有固定的护士负责,缺乏归属感。③对于组长的组织、业务能力有一定的要求。

4. 责任制整体护理　为了适应人民群众不断增长的健康需求和经济社会发展对护理事业发展的新要求,国家卫生和计划生育委员会《中国护理事业发展规划纲要(2011-2015年)》指出,要坚持以改善护理服务,提高护理质量,丰富护理内涵,拓展服务领域为重点,到2015年,全国所有三级医院和二级医院全面推行责任制整体护理的服务模式,落实护理职责,加强内涵建设,进一步深化"以病人为中心"的服务理念,为病人提供全面、全程、专业、人性化的护理服务。

责任制整体护理是以患者为中心,由责任护士对患者的身心健康实施有计划、有目的的整体护理。具体来讲就是实行责任包干,即每名责任护士均负责一定数量的患者,整合基础护理、病情观察、治疗、沟通和健康指导等护理工作,为患者提供全面、全程、连续的护理服务。这种工作模式对患者而言,在住院期间有一名责任护士负责,对护士而言,每位护士须负责一定数量的患者。

责任制整体护理的优点是:①患者获得连续的、全面的整体护理,对护理的满意度较高。②护士的责任感、求知感和成就感增加,工作的主动性和独立性加强,工作满意度较高。加强了与患者、家属及其他医务人员的沟通,合作性增加。③促进小组成员间的有效沟通,提高护理服务质量。④护理记录书写简单、方便,护士护理患者时间增加。辅助护士参与制订护理计划,工作兴趣和满意度增高。缺点是:①由于护理人员缺编,白天按这种方式组织安排工作较为现实,大小夜班人员力量相对薄弱。②护理工作节奏加快,护士工作压力较大。

 临床应用

改革分工模式,实施责任制整体护理

自开展优质护理服务活动以来,示范病房护理工作采取小组负责制,实行护理人员分组分层管理,每个小组由2人组成,专业护士担任小组组长,一名辅助护士,每个小组分管15~25位病人。责任护士为患者提供整体护理服务,履行基础护理、病情观察、治疗、沟通和健康指导等护理工作,对所负责的患者提供连续、全程的护理服务;辅助护士在专业护士的领导下主要负责分管病人的药疗、术前准备、一般护理以及协助护理工作。以病人为中心调整工作流程。科室以各班次工作职责为框架、以病人24小时作息时间为主线调整护理工作核心流程,并制订了护理工作支持流程。根据病人数量、病情、作息时间和生活规律以及护士意愿,在以病人为中心并尊重护士要求的前提下,打破原有的排班模式,在病人需求量大时增加人力,病人休息时减少人力。例如内科病房增加早晚帮班的护士,早6:30—8:30,晚17:30—20:30,协助夜间护士完成病人晨间洗漱、进食等生活护理以及评估;调整护士基础护理时间和病人的作息时间相一致,协助病人睡前准备,保证了为病人提供全程、连续的专业护理服务。

5. 系统化整体护理　　自20世纪90年代以来开展的新型护理模式,是责任制护理的进一步完善。整体护理是一种模式,也是一种理念,整体护理是以人的健康为中心,以现代护理观为指导,以护理程序为核心,为患者提供心理、生理、社会、文化等全方位的最佳护理,并将护理临床业务和护理管理环节系统化的工作模式。

系统化整体护理确定了以护理程序为核心的工作过程。护理程序是整体护理的核心,是确认和解决患者健康问题的护理工作过程。护士独立思考并自觉运用护理程序及自己的护理实践经验,独立为患者解决健康问题,充分调动了护理人员工作的主动性和积极性,有助于各层次护理人员职能的发挥。护理工作趋于规范化、科学化、标准化。

系统性整体护理的优点是:①患者有安全感和所属感,护士的责任感增强。②护士学习和工作自觉性提高,及时补充专业知识。③护士处理问题更直接和迅速,有利于提高工作效率,护士与医生、患者家属及其他医务人员沟通协作关系好。缺点是:①对责任护士的水平要求高。②人力投入较多。

6. 个案管理　　是一种多学科合作以个案形式提供的护理方式。对患者的护理从入院管理到出院,延伸到家庭,有利于患者的康复,加强患者的住院费用控制和出院后的管理。其优点是:①护士直接对个案患者负责,责任感强。②促进学科间以患者为中心的工作重点和护士与其他卫生专业人员的合作。③丰富护理人员工作内容,增加实践中的自主权,提高工作满意度。④使患者从医院转回社区更容易,促进患者回到家庭便于生活。⑤增加患者满意度,减少花费,促进社区资源合理应用。缺点是:①护士需要进一步培训。②浪费时间。

7. 临床护理路径　　临床路径是指针对某一疾病建立一套标准化治疗模式与治疗程序,是一个有关临床治疗的综合模式,以循证医学证据和指南为指导来促进治疗组织和疾病管理的方法,最终起到规范医疗行为、降低成本、提高质量的作用。

临床护理路径是在医疗指导下延伸的,按照医嘱、病情来指导护理工作。是病人在住院期间的护理模式,是针对特定的病人群体,以时间为横轴,以入院指导、接诊时诊断、检查、用药、治疗、护理、饮食指导、活动、教育、出院计划等理想护理手段为纵轴,制订一个日程计划表,对何时该做哪项检查、治疗及护理,病情达到何种程度,何时可出院等目标进行详细的描述说明与记录。护理工作不再是盲目机械地执行医嘱或等医生指示后才为病人实施护理,而是有计划、有预见性地进行护理工作。病人亦了解自己的护理计划目标,主动参与护理过程,增强病人自我护理意识和能力,达到最佳护理效果,护患双方相互促进,形成主动护理与主动参与相结合的护理工作模式。

临床护理路径的优点是:①提高医院的竞争力,降低服务成本,促进医疗护理质量持续改进。②规范诊疗护理手段,加强多学科合作,增强患者及家属对诊疗过程的预知,提高服务对象满意度。缺点是对于诊断不明确、病情复杂、并发症多、治疗护理结果难以预料等情况不适合采用临床路径。

第四节 护理组织文化

一、组织文化的含义

1. 文化 有广义与狭义之分。广义的文化是指人类在社会历史发展过程中所创造的物质财富和精神财富的总和。狭义的文化是指特定社会的意识形态,以及与之相适应的礼仪制度、组织机构、人们所共有的一种习惯性的心理状态和行为方式等。文化具有民族性、多样性、相对性、积淀性和整体性等特点。

2. 组织文化 组织文化(organization culture)是一个组织在长期的实践活动中形成的,为组织成员所认可、接受、传播和遵从的基本信念、共同价值观、道德规范、行为准则、社会角色和人文模式。

组织形象靠组织文化来塑造,组织声誉靠组织文化来传播,组织素质靠组织文化来提高,组织精神靠组织文化来培育。组织发展的灵魂是组织文化。

二、组织文化的基本特征

1. 意识性 组织文化是一种抽象的意识范畴,作为组织内部的一种资源,属于组织的无形资产。

2. 系统性 组织文化是由共享价值观、团队精神、行为规范等一系列内容构成的一个系统,各要素之间相互依存、相互联系。

3. 凝聚性 组织文化可以向人们展示某种信仰与态度,影响着组织成员的处世哲学和世界观,甚至影响着人们的思维方式。因此,在某一特定组织内,人们受组织文化的驱使,聚集在一起共同完成组织的任务和目标,组织文化起到了"黏合剂"的作用。

4. 导向性 组织文化的深层含义是组织成员共同的行为准则与价值取向,因而对人们的行为有着持久而深刻的导向作用。

5. 可塑性 组织文化并非与生俱来,而是在组织生存和发展过程中逐渐总结、培育和积累形成的。

6. 长期性 指组织文化的塑造和重塑的过程需要相当长的时间,而且是一个极其复杂的过程,组织的共享价值观、共同精神取向和群体意识的形成不可能在短期内完成。

三、组织文化的结构

从现代系统观点看,组织文化的结构层次由三个部分组成:表层文化、中介文化及深层文化。

1. 表层文化 又称物质文化,是现代组织文化结构中最表层的部分,由职工创造的各种物质设施等构成的器物文化。它通过两个方面来体现:一是企业生产经营成果,即企业生产的产品和提供的服务,如产品的款式、品质、包装等。二是企业的厂房、设备标识等工作和生活环境,如医院的设备、工作环境等,院容院貌、院徽、院旗、院服等。

2. 中介文化　由组织制度文化、管理文化和生活文化组成。制度文化表现为组织的规章制度、组织机构以及运行过程中的交往方式、行为准则等。管理文化表现为组织的管理机制、管理手段和管理风格与特色。生活文化表现为组织成员的娱乐活动及成员的各种教育培训。中介文化是组织及其成员的一切行为方式所表现出来的精神状态和思想意识。

3. 深层文化　又称精神文化、核心文化,指组织员工共同信守的基本信念、价值标准、职业道德等,它是组织文化的核心和灵魂。

组织的表层文化、中介文化和深层文化是不可分割的有机整体。深层文化是表层文化和中介文化的思想内涵,是组织文化的核心和灵魂;中介文化制约和规范着表层文化和深层文化的建设;表层文化是组织文化的外部表现,是中介文化和深层文化的物质载体。

四、护理组织文化建设

(一)护理组织文化的概念

护理组织文化(nursing care of organizational culture)是在一定社会文化基础上形成的具有护理专业特征的一种群体文化,是被全体护理人员接受的价值观念和行为准则,也是全体护理人员在实践中创造出来的物质成果和精神成果的集中表现。它决定着护理经营管理的决策、领导风格以及全体护理人员的工作态度和工作作风,可分为显性和隐性两大类。显性内容是指以精神的物化产品和行为为表示形式的,通过直观的视听器官能感受到的,又符合组织文化实质的内容,包括护理工作环境、组织制度、组织形象等。隐性内容是组织文化的根本,是最重要的部分,直接表现为精神活动,具有文化的特质,包括护理哲理、价值观念、道德规范、组织精神等。护理哲理是组织的最高层次的文化,主导、制约着护理文化向其他内容发展的方向,护理价值观是组织文化的核心。

(二)护理组织文化的内容

护理组织文化的内容十分丰富。概括地讲,护理组织文化的内容包括护理组织环境、护理组织目标、护理组织制度、护理组织精神、护理组织理念和护理组织形象六个方面。

1. 护理组织环境　包括内环境和外环境。内环境是指护理人员的工作环境和人际关系环境。外环境是指医院所处社会中的经济、文化传统、政治等方面的环境。

2. 护理组织目标　是一定时期内所预期达到的质量和数量指标,是护理服务的最佳效益和护理组织文化的期望结果,决定了组织应建立护理组织文化的内涵和形式,包含着提高护理人员的素质、造就优秀的护理专业人才。

3. 护理组织制度　是医院文化建设的重要组成部分,是医院协调护理组织与其他组织部门的纽带,是护理组织的宗旨、价值观、道德规范、科学管理的反映。

4. 护理组织精神　集中反映护理人员的思想活动、心理状态和职业精神,包括护理理念、价值观等。

5. 护理组织理念　是护理组织在提供护理服务过程中形成和信奉的基本哲理,它决定了护理工作的价值取向和护理人员的奋斗目标。

6. 护理组织形象　是社会公众和内部护理人员对护理组织的整体印象,是护理服务质量、人员素质、技术水平、公共关系等在社会上和患者心目中的总体印象。

(三)护理组织文化的建设方法

护理文化的核心就是以人为本。对患者采取人性化的服务,对护士进行人性化的管理。

进行护理文化建设,必须认真抓好各个环节的建设,以优秀的护理文化促进护理体制创新、技术创新与制度创新,建立起既符合市场经济体制又具有护理自身发展特点,符合现代医院建设要求的护理管理体制和运行机制,激发护理组织自身的创造性,增强竞争力和发展后劲,促进护理事业健康发展。

1. 表层文化建设　护理表层的物质文化也就是护士的有关文化要素展现在社会上的外界形象,是护理文化的外在表现。浅层的行为文化是护士在为患者服务和内部人际交往中产生的活动文化,反映一个医院护理作风、精神风貌、人际关系方式等,是医院护理精神的动态反映。为此,一方面要加强护士继续教育,加强护士综合素质的培养、人文社会科学知识的补充与更新和技能的提高,开展多渠道、多层次、多形式的护士培训工作;另一方面,要规范文明用语和服务行为,包括对语言沟通,护士着装、仪容、仪表、体态、交接班、接电话,术前访视,入院接待等方面进行培训,从护士为患者提供的各种服务到各项护理技术操作都要体现美而雅,以良好的职业形象满足人们不同的审美需求和心理需求。

2. 中介文化建设　它由医院护理的组织管理形式和各项规章制度组成,是护理文化的支撑。护理管理者要依法管理,要遵循人本原理。尊重护士、关心护士、激发护士的主观能动性,教育护理人员要跟踪护理学的发展动态,掌握本学科的新知识、新技术、新方法,不断提高护理质量和服务水平;制订出既符合本院实际,又符合行业要求,且得到法律保护和约束的各项护理工作管理制度、操作常规,进一步规范护理服务行为。

3. 深层文化建设　护理深层文化的核心是护理哲学、护理精神和价值观。护理哲学具体包括以下两个方面:一是独立精神。护理精神反映护理独立人格,是医院护理自身的特点,能体现护士的主体意识。二是创新精神。包括护理管理、护理体制、护理目标、护理哲理、护理经营理念等,以及用人机制、分配制度、服务水平、技术操作等多层次、多方面的创新精神。建立以人为本的激励机制,鼓励护理技术创新。

(张彩云)

 自测题

一、A1 型题

1. 下列关于组织的描述中,**不正确**的是(　　)
   A. 一个人可以构成一个组织　　　　　B. 具有共同的目标
   C. 成员间分工协作　　　　　　　　　D. 具有不同层次的权利和责任制度
   E. 组织产生和存在的前提和基础是组织的共同目标

2. 下列陈述中,属正式组织特点的是(　　)
   A. 具有一定的行为规范　　　　　　　B. 成员间自觉进行互相帮助
   C. 讲究效率　　　　　　　　　　　　D. 有较强的内聚力
   E. 由成员自发形成

3. 下列**不属于**组织管理原则的是(　　)
   A. 民主　　　　　　　B. 公正　　　　　　　C. 科学
   D. 公开　　　　　　　E. 人文

4. 每个下属应当而且只能向一个上级主管负责所遵循的组织原则是(　　)
   A. 等级和统一指挥的原则　　　　　　B. 专业化分工与协作的原则

C. 管理层次的原则　　　　　　　　D. 管理幅度的原则

E. 稳定性与适应性相结合的原则

5. 实际工作中应用最多的组织结构类型是( )

A. 直线型　　　　　　　　　　　　B. 直线-职能型

C. 职能型　　　　　　　　　　　　D. 矩阵型

E. 委员会

6. 直线型组织结构的特点是( )

A. 一个人只向一个上司报告工作

B. 有多个指令源

C. 职权难以区分

D. 适用于组织面临突发事件时

E. 适用大、中型组织

7. 最简单的组织机构类型是( )

A. 职能型组织　　　　　　　　　　B. 矩阵型组织

C. 直线-职能型组织　　　　　　　　D. 直线型组织

E. 委员会组织

8. 下列情况中**不可以**加大管理幅度的是( )

A. 重复性工作　　　　　　　　　　B. 内外部环境急剧变化

C. 管理人员能力强　　　　　　　　D. 成熟的下属

E. 上下级有效联系程度高

9. 以工作任务为中心的护理方法,属于护理模式中的( )

A. 个案护理　　　　B. 责任制护理　　　　C. 功能制护理

D. 整体护理　　　　E. 临床路径

10. 主要用在ICU病房及大手术后的患者是( )

A. 个案护理　　　　B. 综合护理　　　　C. 整体护理

D. 小组护理　　　　E. 功能制护理

11. 护理组织文化的核心是( )

A. 护理哲理　　　　　　　　　　　B. 护理价值观

C. 护理工作环境　　　　　　　　　D. 护理组织制度

E. 护理组织形象

二、A2 型题

12. 一天下班的路上,护理部王主任对护士小李说:"这两天为大家进行注册了,你明天来护理部帮忙吧。"这**破坏了**组织设计的( )

A. 统一指挥原则　　　　　　　　　B. 分工与协作

C. 管理宽度原则　　　　　　　　　D. 责权一致原则

E. 管理层次原则

13. 安危冷暖放心上,一枝一叶总关情,体现了组织管理的( )

A. 科学原则　　　　B. 民主原则　　　　C. 公正原则

D. 公开原则　　　　E. 人本原则

14. 某医院外科护士长因病休长假,医院让总带教负责科室的护理管理工作,但只享受

总带教的待遇,该组织设计**违反了**(　　)

  A. 统一指挥   B. 分工与协作

  C. 管理幅度和管理层次   D. 权责利相一致

  E. 集权与分权相结合

15. 某医院,废除了上星期刚颁布实施的"临床护士管理规范"文件,该做法**违反了**组织设计原则中的(　　)

  A. 稳定性和适应性相结合   B. 分工与协作

  C. 统一指挥   D. 集权与分权相结合

  E. 权责利相一致

16. 某患者,男性,因高血压在路上行走突然晕倒,经 CT 检查发现为高血压脑出血,急诊行开颅手术,术后送入神经外科病房,神志不清,脏器功能紊乱,给予监护。这样的患者,应采取的最佳护理方式是(　　)

  A. 个案护理   B. 功能制护理   C. 责任制护理

  D. 小组护理   E. 整体护理

17. 某肿瘤科护士长将护士分为主班护士、治疗护士、药疗护士。这种工作方式被称为(　　)

  A. 个案护理   B. 综合护理   C. 功能制护理

  D. 小组护理   E. 整体护理

三、A3/A4 型

(18~20 题共用题干)

某三甲医院,心内科病房护士长根据护士的工作能力、技术水平负责不同数量、不同病情的患者,责任到人,明确分工,服务周到、细致,因此吸引了不少周边病人前来就诊。该科室经常出现满床、病人无法收住入院的现象。为此,该病房护士长向科护士长提交申请扩张床位,由科护士长报告护理部。

18. 该医院遵循的护理管理组织原则是(　　)

  A. 职责与权限一致   B. 分工与协作

  C. 等级和统一指挥   D. 集权与分权相结合

  E. 稳定性与适应性相结合

19. 该医院实行的护理工作模式为(　　)

  A. 个案护理   B. 功能制护理   C. 责任制护理

  D. 小组护理   E. 整体护理

20. 该医院护理组织采取的组织结构类型是(　　)

  A. 职能型组织   B. 矩阵型组织

  C. 直线型组织   D. 团队

  E. 直线-职能型组织

第五章 人力资源管理

人是世界上最宝贵的财富,是生产力最基本的要素,也是一切资源中最重要的资源。护理人员是医疗卫生机构中的主要组成力量,人员数量多、工作范畴大、影响面广,如何对护理人员合理安排和有效利用,充分调动其工作积极性,做到人尽其才、才尽其用,全面实现护理工作目标,是护理人力资源管理的重要职能所在。

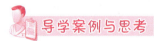

导学案例与思考

导学案例:

美国加利福尼亚大学的学者做了这样一个实验:把 6 只猴子分别关在 3 间空房子里,每间 2 只,房子里分别放着一定数量的食物,但放的位置高度不一样。第一间房子的食物就放在地上,第二间房子的食物分别从易到难悬挂在不同高度的适当位置上,第三间房子的食物悬挂在房顶。数日后,他们发现第一间房子的猴子一死一伤,伤的缺了耳朵断了腿,奄奄一息。第三间房子的猴子也死了。只有第二间房子的猴子活得好好的。

请思考:

1. 出现以上三种情况的具体原因是什么?
2. 该实验结果对护理人力资源管理有哪些启示?

第一节 护理人力资源管理概述

资源(resources)是指一个国家或地区所拥有的物力、财力、人力等各种物质要素的总称。

人力资源（human resources）又称为劳动力资源，是指能够推动整个经济和社会发展、具有劳动能力的总人口。人力资源一般可划分为三个层次：即人口资源、劳动力资源和人才资源。

人力资源管理（human resources management）也称人员管理或称人员配备。是指运用现代化的科学方法，对与一定物力相结合的人力进行合理培训、组织和调配，使人力、物力经常保持最佳比例状态，同时对人的思想、心理和行为进行恰当的诱导、协调和控制，以充分发挥人的主观能动性，使人尽其才，才尽其用，事得其人，人事相宜，最终实现组织目标的过程。这一概念可以从两方面来理解：

1. 对人力资源外在要素——量的管理　就是根据人力、物力及其变化，对人力进行恰当的培训、组织和协调，使二者保持最佳比例和有机结合，使人和物都充分发挥出最佳效应。

2. 对人力资源内在要素——质的管理　是采用现代化的科学方法，对人的思想、心理和行为进行有效的管理，包括对个体和群体的思想、心理和行为的协调、控制和管理，充分发挥人的主观能动性，以达到组织目标。

一、护理人力资源管理的目标和特点

护理人力资源（nursing staff resources）是以促进疾病康复，提高全民健康水平，延长寿命为目标的国家卫生计划所需要的一种人力资源。他们是受过专门的护理教育，能够根据病人的需求而提供护理服务，贡献自己才能和智慧的人，包括已经在卫生服务机构工作的护理人员；正在接受教育和培训，达到一定的技术水平或获得相应的从业资格，能提供卫生服务的人员。

（一）护理人力资源管理的目标

护理人力资源管理的最主要目标就是根据医院的结构、目标、护理模式，给予每个护理单元、每个班次提供足够的、高素质的护理人员。让组织中每个护理人员的优势、潜能得以充分发挥并取得最佳的护理绩效，达到人员与岗位的匹配、人员与人员的科学匹配、人员贡献与工作报酬的匹配，最大限度地提高效率。

（二）护理人力资源管理的特点

1. 复杂性　护理人力资源管理过程复杂，包括护理人员的培养、分配、考核、晋升、继续教育、职业发展和奖惩等，各环节紧密相扣，仅仅依靠护理部门是不能完成的，需要全院乃至全社会的重视和支持。

2. 长效性　护理人力资源是护理资源中最珍贵的，需要长时间的培养。护理教育事业是影响久远的事业，要满足日益提高和不断变化的护理需求市场，必须以长远的、发展的态度来谋划和培养护理人力资源。

3. 动态性　护理人力资源中的专业技术和实践活动是始终变化发展的，这就要求管理者要用发展的、动态的理念对护理人力资源进行有计划的组合、调控、使用及管理。

4. 情感性　护理人力的投入和产出不同于其他资源，护理人力资源中的每一个成员都蕴藏着极大的潜力。护理人力资源合理的配置也不同于其他资源那样容易实现，激励护理人力资源开发的因素众多而复杂，不同类型的护理人力资源，其激励因素不尽相同。其中最有效的激励莫过于对情感的激发，采取多种措施，最大限度地发挥每个成员和每个群体的积极性和创造性，以最小的投入，获得最大的效益。

二、护理人力资源管理的基本原理

1. 同素异构 同素异构原理是从化学中借用的概念,一般指事物的成分因在空间关系上的变化而引起不同的结果,甚至发生质的变化。如石墨与金刚石,其构成是同样数量的碳原子,但由于碳原子之间的空间关系不同,结构方式不同,而形成物理性质差别极为不同的两种物质。将此原理运用到护理人力资源管理中,指在护理人员的组合上,同样数量和素质的人采用不同的组织结构,可以取得不同的效果,使之发挥整体功能大于个体功能之和的优势,充分发挥护理人力资源的内在潜力。

2. 能位匹配 能位匹配是来自物理学的概念。能位是表示事物系统内部按照个体能量大小形成的结构、秩序、层次。按照管理学原理,组织中处于不同层次的职位,人员的素质要求差别很大。因此,在护理人力资源管理中,管理者要善于发现护理人员的特点,把合适的人放在合适的位置上,才能充分发挥出人的聪明才智。

3. 互补增值 互补增值指将各种差异的群体,通过个体间取长补短而形成整体优势,以实现组织目标。作为个体的人不可能十全十美,而是各有所长。护理人力资源管理部门,应在护理目标一致的前提下,充分利用互补增值原理,通过知识互补、能力互补、性格互补、年龄互补、学缘互补等,取长补短形成最佳的护理队伍,发挥护理团队力量,收到事半功倍的效果。

4. 动态适应 随着时间的推移,员工个体状况、组织结构、外部环境等都会发生变化。员工个人状况的变化包括年龄、知识结构、身体状况等;组织结构变化包括组织结构、人才组织结构、岗位组织结构等;外部环境包括科技的进步、竞争的加剧等。因此,护理人力资源应实行动态管理,针对内外环境的变化适时予以调整,确保护理队伍和护理人员的动态优化组合。

5. 激励强化 激励强化就是通过奖励和惩罚使员工明辨是非。护理人力资源管理中,奖励可激发护理人员的工作动机,调动护理人员的主观能动性,而惩罚是一种消极的改变行为的手段,有时会引起护理人员情绪上的不满和行为上的对抗,使用时一定要适度与合理。

6. 公平竞争 公平竞争指护理人员都从同样起点,用同样规则,公正地进行考核、录用和奖惩的竞争方式,来调动护理人员的积极性、主动性和创造性。运用竞争机制时要注意坚持公平竞争、适度竞争、良性竞争三项原则。

7. 文化激励 文化是组织的灵魂,具有极强的凝聚力。文化激励指以价值观、理念等文化因素把护理人员凝聚在一起。如护理目标、护士职业道德、护士职业形象等都可以成为激发护理人员的精神文化因素。

8. 要素有用 任何一个人都是有用的,都是能够派上用场的,关键在于怎样看待,如何使用。俗话说,寸有所长,尺有所短;金无足赤,人无完人;有高峰必有低谷,有河流自有山川;垃圾是未被开发的财富,庸才是放错位置的人才;世上没绝对无用的人,只有没有用好的主人。人力资源管理的任务在于:努力发现每一个人的闪光点并恰当地加以利用。

9. 高能为核 任何一个组织都必须以能力高的人为核心,只有这样才能群星聚首,调动起各方面的积极性和创造性。用庸人必然排斥能人,用奴才肯定要气跑人才。只有重用德才兼备的人,才能留住才华出众的人。正确运用这一原理,有利于稳定队伍,凝聚人才,鼓舞士气,释放潜能,创造佳绩。

10. 二八法则 "二八法则",又称"马特莱法则"。这是犹太人发现的宇宙大法则,即78:22。例如空气中氮气与氧气之比是78:22;人体中的水分与其他物质之比是78:22;东西方人口之比是 78∶22；东西方资源占有量也是 22∶78；商店里售出的商品与购买商品的顾客之比是 78∶22；公用电话的使用次数与使用人数之比也是 78∶22；如此等等。后人按照四舍五入的办法，把 78∶22 这种现象称之为"二八法则"。犹太民族虽小，四处流浪几千年，受尽歧视和污辱，不仅顽强地生存了下来，而且成了世界上最富有的民族，其重要原因之一就是得益于"二八法则"。如"二八决策法则""二八管理法则""二八投资法则"，任何一个单位员工的素质水平和觉悟程度都不可能是整齐划一的。任何社会群体都存在着先进、中间和落后三种状态。有干的，有看的，必然还有少数捣乱的。因此，人力资源开发必须贯彻"有所为，有所不为"的方针，不仅要对整个队伍的发展作出统筹规划和周密安排，更重要的是必须突出重点，切实抓好骨干人才的开发，通过骨干去带动一般。因为，78% 的工作任务通常都是由 22% 的骨干力量完成的。

三、护理人力资源管理的基本职能

医院护理人力资源管理职能主要包括：护理人力资源规划、招聘、培训、绩效评价、开发和发展、薪酬管理与劳动保护，以及制订相关的人事政策等。

（一）护理人力资源规划

护理人力资源规划是医院人力资源管理部门和护理职能部门根据护理业务范围评估和确认护理人力资源需求并作出策划的过程。主要包括：一方面评价现有的护理人力资源、预测将来护理人力资源总需求与供给；另一方面包括护理人员的更新、晋升、培养开发和配备等规划。

（二）护理人员的招聘

护理人员招聘是指医院人力资源管理部门为满足护理工作的需求，录用足够数量具备应聘条件的个人与具体岗位匹配的过程。在招聘过程中需要注意的是，寻求足够数量具备岗位资格的申请人，以增大组织选择的自主性；录用最适合岗位需要的人员，以确保护理服务安全。

（三）护理人员的培训

护理人员的培训，既保障了护理人力资源发展与医院未来发展需要相适应，又满足了护理人员自身提高的需要。

（四）护理人员的绩效评价

护理人员的绩效评价，是对照护理工作岗位职责，对护理人员的工作表现、工作态度等进行量化评价，并给予处理的过程。绩效评价应定期进行，其结果可作为护理人员晋升、奖惩、薪酬、接受培训等方面的参考依据。

（五）护理人员的开发和发展

护理人员的开发和发展，既是为其将来的工作做准备，又是组织保留优秀护理人员的重要环节。主要内容包括：分析护理人力资源现状，有效利用现有人力资源；按照护士个人需求提供个人发展空间及激励措施等。

（六）护理人员的薪酬管理与劳动保护

薪酬分配是否科学合理，直接关系到护理队伍的稳定与发展。护理人力资源管理部门应根据护理人员的资历、职务、岗位、工作表现等方面综合制订薪酬管理体系。同时，由于多种危险因素存在或潜在于护理工作中，容易给护理人员造成职业伤害。因此，护理人力资源管理部门应为护理人员提供健康、安全的工作环境，加强劳动保护措施。

（七）档案管理及其他

人力资源管理部门应妥善保管护理人员的原始资料，及时补充完善护理人员进入工作

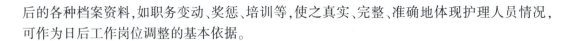

后的各种档案资料,如职务变动、奖惩、培训等,使之真实、完整、准确地体现护理人员情况,可作为日后工作岗位调整的基本依据。

第二节 护理人员的编设

护理人员的编设,是为具体的护理单元提供合理数量和质量的护理人员,以满足服务对象的需要,保障护理安全的过程。根据医院类型、规模、等级及护理工作量等项目的不同,所编设的护理人员的数量和质量也不相同。

一、护理人员编设的原则

（一）满足需要原则

满足患者的护理需要是编设护理人员数量与质量的主要原则。同时还要根据医院的类型、等级、规模、科室设置、仪器设备、建筑布局、护理工作量等实际情况进行综合考虑,确定护理人员的数量和结构(年龄、学历、职称)。如急救中心、ICU、CCU等科室护理工作任务繁重,需要的护理人员应相对增加。

（二）结构合理原则

合理编设护理人员,体现在护士群体的结构比例,包括行政管理、教学科研、临床护理人员比例。我国医院分级管理标准规定,二、三级医院护理人员占卫生技术人员总数的50%,医护之比为1∶2,床护之比为1∶0.4等基本要求。同时,要保持护理人员的年龄、学历、资历、职称等结构合理。

（三）优化组合原则

优化组合原则体现了科学管理的基本要求。通过优化组合,可以使个体间取长补短,最大限度地发挥组织效能,用最少的投入获得最大的效益。

（四）经济效能原则

人力资源管理的核心是提高组织效率,使经济效能最大化。在人员配备上进行组织优化,使不同年龄阶段、个性、特长的护理人员充分发挥个人潜能,在保证优质高效的基础上减少人力成本的投入。

（五）动态调整原则

随着时间的推移,无论是从客观方面还是从主观方面都会发生不同程度的变化。如护理专业的发展、医院体制的改革等从客观上对护理人员配置的动态管理提出了要求;护理人员自身的成长、职业生涯的调整、护理人员的流动等因素,从主观上也需要进行动态调整。

二、影响护理人员编设的因素

护理人员的编设会受到外部若干环境因素的影响,护理人力资源管理部门除了遵循上述编设原则之外,还要考虑以下因素:

（一）工作数量和工作质量

工作数量和工作质量是影响护理人员编设的主要因素。工作量主要受床位数、床位使用率、床位周转率、门(急)诊病人就诊率、手术开出率等因素影响。工作质量与护理业务范围的广度和技术难度有关,不同类型与级别的医院,不同护理方式(如功能制或整体护理),不同护理级别病人所要求的护理质量标准不同。整体护理病区的建立、专科特色的发展和

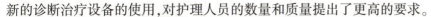

新的诊断治疗设备的使用,对护理人员的数量和质量提出了更高的要求。

(二)人员数量和人员素质

工作量的多少与人员数量成正比,然而工作量是要求在保证质量的基础上。人员数量固然重要,但主要是人员素质。技术、品德、心理素质较高的护理人员,编设可以少而精,且有利于提高工作质量和效率;若编设的护理人员素质差、能力低,不仅需要的人数多,且影响工作质量和效率。

(三)人员比例和管理水平

医院内各类人员的比例、护理系统的管理水平以及与医院行政、医技、后勤部门的相互协调,直接影响护理工作的效果和对护理人员的编设。

(四)政策法规和人员特征

一些政策法规,如节假日、公休日、病事假、教育培训等方面的政策法规,可影响护理人员的编设,护理人员中,女性占绝大多数,"五期假"的假期多,也会影响护理人员的编设。

(五)工作条件和社会因素

不同地区、不同自然条件的医院,需要的人力有所不同,医院的建筑、布局、配备和自动化设备等工作条件,也是影响人员编设的因素。

医院在社会中的地位、医疗保险制度和护理对象的经济状况、社会背景、文化层次、年龄特征等,都会影响护理人员的编设。

随着社会的不断发展,还会产生新的影响因素,在进行护理人员编设时应综合考虑。

三、护理人员编设的计算方法

(一)按卫生部《编制原则》计算法

我国目前医院人员的编设方案,主要参考国家卫生部1978年颁布的《综合医院组织编制原则(试行草案)》(以下简称《编制原则》)。《编制原则》对城市综合医院、医学院校的综合性附属医院和县医院的人员编设做出了明确规定。

1. 病床与工作人员比例 根据医院规模和所担负的任务,将床位与工作人员之比分为三类:

(1)300张床位以下的医院:按1:1.30~1:1.40计算。

(2)300~500张床位的医院:按1:1.40~1:1.50计算。

(3)500张床位以上的医院:按1:1.60~1:1.70计算,见表5-1。

表5-1 综合医院人员编设方案

适用范围（床）	计算基数（床）	床位与工作人员之比	工作人员总数（人）	卫生技术人员数（人）	护理人员数（人）
80~150	100	1:1.3~1:1.4	130~140	91~98	46~49
151~250	200	1:1.3~1:1.4	260~280	182~196	91~97
251~350	300	1:1.4~1:1.5	420~450	298~320	149~160
351~450	400	1:1.4~1:1.5	560~600	403~432	201~216
451以上	500	1:1.6~1:1.7	800~850	576~612	288~306

2. 医院各类人员比例　见表5-2。

表5-2　医院中各类人员的比例

卫生技术人员	其中						行政管理人员	工勤人员
	医师	护理人员	药剂人员	检验人员	放射人员	其他医技		
70%～72%	25%	50%	8%	4.6%	4.4%	8%	8%～10%	18%～22%

3. 各科室护理人员的编设比例　一般情况下,各科室护理人员的比例为:

(1)病区床位数与护士之比为1:0.4。

(2)病区床位数与护工之比为10:1。

(3)重症监护室床位数与护士之比为1:(2.5～3)。

(4)门诊护理人员与门诊医师之比为1:2。

(5)住院处护理人员与病床之比为(1～1.2):100。

(6)婴儿室护理人员与病床之比为1:(3～6)。

(7)注射室护理人员与病床之比为(1.2～1.4):100。

(8)供应室护理人员与病床之比为(2～2.5):100。

(9)急诊室护理人员与医院总床位之比为(1～1.5):100。

(10)急诊观察室护理人员与观察床位之比为1:(2～3)。

(11)手术室护理人员与手术台之比为(2～3):1。

(12)助产士与妇产科病床之比为1:(8～10)。

以上各科室,每6名护理人员(助产士)另增加1名替班人员。病房护理人员承担的护理工作量见表5-3,不包括发药及治疗工作在内,发药及治疗工作每40～50床位配备3～4名护士。

表5-3　每名护理人员承担床位数

科别	每名护理人员承担的床位数		
	白班	小夜班	大夜班
内、外科 妇产科 结核科 传染科	12～14	18～22	34～36
眼、耳鼻喉、口腔科 皮肤科 中医科	14～16	24～26	38～42
小儿科	8～10	14～16	24～26

例1:某医院外科病房设置床位50张,根据原卫生部编制原则,该病房需要多少名护理人员(发药及治疗工作按4名护士计算)?

步骤1:根据编制原则,该病房每名护理人员承担的床位数为,白班12～14张、小夜班

18~22张、大夜班34~36张,计算出该病房分管床位的护理人员为:

$$最多护士数 = \frac{50}{12} + \frac{50}{18} + \frac{50}{34} = 8.42(名)$$

$$最少护士数 = \frac{50}{14} + \frac{50}{22} + \frac{50}{36} = 7.23(名)$$

步骤2:除分管床位的护理人员外,给药护士及治疗护士应加4名,则:

最多护士数 = 8.42 + 4 = 12.42(名);最少护士数 = 7.23 + 4 = 11.23(名)

步骤3:根据文件规定,每6名护士应增加替班1名,则该病区实际应编设的护理人员数为:

最多护士数 = 12.42 + 12.42 ÷ 6 = 14.5(名)

最少护士数 = 11.23 + 11.23 ÷ 6 = 13.1(名)

结论:该外科病房需要编设护理人员13~15名。

（二）实际工作量计算法

依据我国分级护理的要求,计算每名病人在24小时内所需的直接、间接护理的平均时数得出工作量来计算护理人员编制。目前护理工时,主要是利用国家规定的标准工时进行推算,如1980年南京市护理学会对7所医院测定,一级护理病人,每日所需护理时数为4.5小时,二级护理为2.5小时,三级护理为0.5小时;间接护理时间每一位患者每日约20分钟（40张床日均护理时间为13.3小时）。另外,在计算护理工作量时,除每日常规直接护理所需时数外还需考虑机动、抢救及特殊护理所需时数。同时,应视病房具体情况如机动项目的多少、抢救人次及时间长短,另外增加护士。机动数,一般按20%~50%计算。

计算公式一（按工作量计算）:

$$应编护士数 = \frac{各级护理所需时间总和}{每名护士每天工作时间} \times (1 + 机动数)$$

计算公式二（按工时测定计算）:

$$应编护士数 = \frac{病房床位数 \times 床位使用率 \times 平均护理时数}{每名护士每天工作时间} \times (1 + 机动数)$$

公式中:平均护理时数 = 各级患者护理时数的总和 ÷ 该病房患者总数

$$床位使用率 = \frac{占用床位数}{开放床位数} \times 100\%$$

一般床位使用率按93%计算。

例2:某医院外科病房编制床位43张,现患者总数为40人,其中一级护理6人,二级护理14人,三级护理20人,应配备多少护理人员（机动数按20%计算,床位使用率按93%计算）?

按照公式一:

$$应编护士数 = \frac{4.5 \times 6 + 2.5 \times 14 + 0.5 \times 20 + 13.3}{8} \times (1 + 20\%) = 13(人)$$

按照公式二:

$$平均护理时数 = \frac{4.5 \times 6 + 2.5 \times 14 + 0.5 \times 20 + 13.3}{40} = 2.13(小时) = 128(分)$$

$$应编护士数 = \frac{43 \times 93\% \times 128}{480} \times (1 + 20\%) = 13(人)$$

（三）卫生部《医院分级管理标准》计算法

1989年卫生部《医院分级管理办法（试行草案）》和《综合医院分级管理标准（试行

草案)》中,提出了各级医院人员编设的标准。目前也可作为计算护理人员编设的依据(表5-4)。

表5-4 各级医院人员编设基本标准

项目	其中		
	一级医院	二级医院	三级医院
总人员编制(床:职工)	1:(1~1.4)	1:1.4	1:1.6
卫生技术人员比例(%)	80	75	72~75
护理人员占卫技人员比例(%)	38	50	50
医师(含医士)与护理人员之比	1:1	1:2	1:2
病床与病区护理人员之比	——	不少于1:0.4	1:0.4
护师以上职称人员比例(%)（占护理人员总数）	≥10	≥20	≥30
护理员占护理人员总数(%)	≤33	≤25	≤20

（四）《护士条例》及《医院管理评价指南》计算法

2008年5月12日实行的《护士条例》,对我国护理人员编制做出了明确规定。其中第20条规定:"医疗卫生机构配备护士的数量不得低于国务院卫生主管部门规定的护士配备标准。"并在第28条进一步指出,卫生主管部门将对"违反本条例规定,护士的配备数量低于国务院卫生主管部门规定的护士配备标准的"医疗机构将依法给予处分。《医院管理评价指南(2008年版)》也要求各医院严格按照《护士条例》规定实施管理工作,对各护理单元护士的配备有明确的原则与标准,为确保护理质量与病人安全,病房护士与床位比至少达到0.4:1,重症监护室护士与床位比达到(2.5~3):1,医院护士总数至少达到卫生技术人员的50%。有条件的医院和地区可以进一步提高上述比例。

2010年卫生部印发的《医院实施优质护理服务工作标准(试行)》中,要求护士配备合理,依据护理工作量和患者病情编设护士,病房实际床位数与护士数的比例应当≥1:0.4;每名责任护士平均负责患者数量不超过8人;一级护理患者数量较多的病房,护士编设应当适当增加。

《中国护理事业发展规划纲要(2011-2015)》要求医院增加护士配备。到2015年,全国100%的三级医院、二级医院的护士配置应当达到国家规定的护士配备标准。其中,三级综合医院、部分三级专科医院(肿瘤、儿童、妇产、心血管病专科医院)全院护士总数与实际开放床位比不低于0.8:1,病区护士总数与实际开放床位比不低于0.6:1;二级综合医院、部分二级专科医院(肿瘤、儿童、妇产、心血管病专科医院)全院护士总数与实际开放床位比不低于0.6:1,病区护士总数与实际开放床位比不低于0.4:1;其他类别、等级的医院应当根据功能任务、服务量和服务效率等要素,科学配置护士,保障临床护理质量。

（五）护理管理人员的编设

卫生部于1986年印发的《关于加强护理工作领导,理顺管理体制的意见》指出"县和县以上医院都要设护理部,实行院长领导下的护理部主任负责制。300张病床以上的医院要逐步创造条件设专职的护理副院长,并设护理部主任,另设护理部副主任2~3名;病床不足

300 张,但任务繁重的专科医院,设护理部主任 1 名,副主任 1~2 名;其他 300 张病床以下的县和县以上医院,设总护士长 1 名"。100 张病床以上或 3 个护理单元以上的大科,以及任务繁重的手术室、急诊室、门诊部,设科护士长 1 名。

（六）护师以上专业技术职务的岗位设置及编设比例

1985 年,卫生部在试行专业技术职务聘任制中,对护师以上专业技术职务的岗位设置作出如下规定:

1. 一般病房　护师与床位之比为 1:(15~20);主管护师与床位之比为 1:(30~40);正副主任护师编设,在医教研任务繁重、专业技术要求较高、具有 3 种专业和 150 张床位以上的科室,设 1~2 人。

2. 手术室　护师与手术台之比为 1:2;主管护师与手术台之比为 1:(6~8),适用于开展 4 种以上专科手术的手术室。

3. 特种病房(ICU、CCU、血液透析、烧伤等)　护师与床位之比为(1~2):1;主管护师与床位之比为 1:4;副主任护师重症监护室设 1 名。

4. 急诊室　每 5 名护士设 1 名护师;在有内、外、妇、儿等 4 科以上的综合急诊室,设护师或主管护师 1~3 名,正副主任护师设 1 名。

5. 供应室、营养科　300 张床位以上的医院,任务繁重、设备复杂、消毒灭菌业务较多,可设 1~3 名护师或主管护师;不足 300 张床位的医院,设护师 1~2 名。

6. 护理部　设正副主任护师 1~3 名,主管护师若干名。

四、护理人员的排班

（一）排班的原则

护理人员的排班是护理人力资源管理职能的具体体现之一,也是护士长的重要工作之一。护理工作需要 24 小时持续进行,只有轮班工作才能满足患者的需求。病房护士长需要根据本科室的专业特点、护理目标、护理工作量和护士的年龄、技术职务等要素进行科学、系统的安排工作,采取不同的排班方式,合理安排人力,确保护理工作的优质、高效运行。

1. 满足需求　以满足患者需求为核心,兼顾每位护士的个性特点和需求,进行合理排班,使各班次紧密衔接,使医疗、护理、清洁、后勤保障等工作顺利进行。

2. 结构合理　护士长应根据本科室护理人员的数量、专业能力、经验水平等因素对护士进行合理组合、优势互补,使各班次技术力量均衡,保证护理质量,保障患者安全。

3. 确保效率　在保证护理质量的前提下,将护理成本投入降到最低水平。在排班过程中,护士长可参照本科室每天的护理工作量对护士进行优化组合、动态调整,充分发挥护理人员个人优势同患者的需求相结合,提高护理工作效率。

4. 维持公平原则　排班时护士长应一视同仁,根据工作需要,合理安排各班次和节假日的值班,保持工作量基本均衡;对一些需要照顾的特殊情况,可制订具体方案,共同遵守。

（二）排班的类型

依照排班权力的归属分为三类:

1. 集权式排班　护士长个人决定排班方案。其优点是管理者掌握着全部护理人力,可依工作需要灵活地调配合适的人员。但照顾人员个别需要不够,会降低满意度。

2. 分权式排班 排班者广泛征求护理人员意见。是目前最常见的排班方式。优点是管理者能够充分了解人力需求状况,有效地进行安排。同时也能照顾护理人员的个别需要。

3. 自我排班 护理人员自己排班。可激励护理人员的自主性,提高工作满意度。排班前应先拟定排班原则,集体讨论排班方案,试行后不断修改、完善排班方案。优点:①提高护理人员的积极性;②增强团体凝聚力;③护士长与护理人员关系融洽;④护理人员调班少;⑤护士长节省排班时间。缺点是无法调配其他病区的人力。

（三）影响排班的因素

根据排班的原则,做到科学、合理、公正、有效率的排班不容易,在实施中,不能忽视影响排班的若干因素。

1. 医院政策 排班与人员编设数量、群体结构组成情况有密切关系,受医院相关政策影响。

2. 护理人员素质 护理人员的学历层次、工作能力、临床经验、心理素质、心理和身体状况均是排班时需考虑的因素。

3. 护理分工方式 不同护理分工方式,人力需求和排班方式也不同。

4. 部门的特殊需求 监护病房、手术室、急诊室等护理单元各有其工作的特殊性,人员需求量和排班方法也与普通病区不同。

5. 工作时段的差异 每天24小时的护理工作量不同,白班工作负荷最重,小夜班、大夜班依次减轻,人员安排也由多到少。

6. 排班方法 各医院因机构、政策、人力配备、工作目标和管理方式不同,排班的方法也不同。

（四）排班的方法

在护理实践中,排班的方法多种多样,没有固定的模式,各医院可根据自身政策、采用的护理方式、护理人员的数量与素质、各部门病人的特点及护理工作量等灵活安排。

1. 周期性排班法 按24小时分配班次,固定轮转,一般四周为一周期,依次循环,又称循环排班法。其优点是排班模式相对固定,排班省时省力,便于护士熟悉排班规律、合理安排休假时间。缺点是班次固定,不方便临时调度。适用于护理人员结构合理稳定、病人数量和危重程度变化不大的科室。

2. 每日二班排班法 是指将每天24小时分为二班,即白班和夜班。白班和夜班进行交接班,每班安排1名或多名护士,酌情增加白班人数,各工作12小时,同时上下班。优点是护士工作与休息的时间相对集中。缺点是工作时间长,易疲劳。适用于产房、手术室、眼科等科室。

3. 每日三班排班法 目前许多医院采用此种排班法,将一天24小时平均分为日班、小夜班、大夜班三个班次。通常由7~8人进行轮班,白班人员可适当增加,排班模式较为固定。优点是排班简便,班次、时间、人员相对固定,便于护士安排个人生活。缺点是,排班缺乏弹性,能岗匹配欠佳。

4. 弹性排班法 护理部建有护理人力资源库,护士长可根据本科室每日护理工作量、患者需求、护士能力,灵活调整每班护士数量和人员层次结构的一种排班方法。适用于产科、手术室、急诊科等。优点是工作效率较高。缺点是护理工作量的大小需要每天进行评估,护士不能预知自己的工作班次。

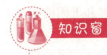 知识窗

APN排班

自2010年起，卫生部在全国卫生系统开展"优质护理服务示范工程"活动，印发了《医院实施优质护理服务工作标准(试行)》，要求合理实施排班。一方面要兼顾临床需要和护士意愿、合理实施排班、减少交接班次数；另一方面要有利于责任护士对患者提供全程、连续的护理服务。此后，国内各医院对护理排班模式尝试进行改革，APN排班应运而生。

APN排班的总体思路，是把一天按A班(8:00～16:00)、P班(16:00～0:00)、N班(0:00～8:00)三班的原则安排班次，并对护士进行层级管理。优点是：减少了交接班环节中的安全隐患；加强了中、晚班薄弱环节中的人员力量，降低了安全隐患；在A班和P班均有1～2名高年资护士担任责任组长，对护理工作中的高难度护理及危重患者的护理进行把关，充分保证了护理安全；有利于护士安排工作，避开上下班的高峰等。缺点是：需要充足的护理人力资源。

APN排班模式的改革，从护理安全和护理管理的角度来说是有绝对优势的。既能为病人提供更优质的服务，又降低了年资低的护士单独值班潜在的安全隐患，是护理工作任务重的科室值得考虑的选择。

第三节 护理人员的培训与绩效考核

人员培训与绩效考核，是人力资源管理的重要内容。通过人员培训与绩效考核，可以优化人力结构、激发人力资源潜力、提高人力资源使用率。

一、护理人员培训

护理人员的培训，是指护理人力资源管理部门有计划、有组织地对护理人员进行培养训练，不断提高护理人员素质的管理过程。护理人员的有效培训，在提高护理人员专业技术水平、改善服务质量、维护大众健康、促进学科发展方面都有着重要作用。

（一）护理人员培训的形式

1. 岗前培训　是指护理人员上岗之前进行的培训和基本教育，分为新毕业护士的岗前培训和转岗护士的岗前培训。岗前培训的目的：一方面介绍医院环境，降低新毕业或新调入护士因不熟悉环境而引起的焦虑；另一方面介绍医院和科室的工作特点、工作职责、相关护理操作流程等，提升护士的专业素质。岗前培训一般在新护士上岗前两周进行，主要运用讲座、自学、参观、示范、练习等方式进行；转岗护士的岗前培训主要是以熟悉新岗位专科护理内容为主，帮助护士尽快融入新集体。

2. 临床护士的规范化培训　是指在完成护理专业院校基础教育后，为培训合格的临床护理专业人才，对在职护士进行的护理专业化培训。按照国家卫生部1998年颁布的《临床护士规范化培训试行办法》，对不同层次毕业生进行相应的规范化培训。本科毕业生培训时间为1年，专科毕业生培训时间为3年，中专毕业生培训时间为5年。临床护士的规范化培训形式多样，各医院可根据实际情况选择适当的培训方式，或多种方式结合运用。

（1）各科室轮转：由护理部统一制订轮转计划，使接受培训的护理人员分批、分期地到内

科、外科、妇科、儿科、急诊、ICU、手术室等科室进行轮转,促使新护士更好地掌握和巩固临床护理理论知识和临床护理技能。

(2)工作中培训:利用床边教学、护理查房、病例讨论等方法在工作实践中提高护理操作技能和解决问题的能力。

(3)参加培训班或读书报告会:护理部就某一专题,组织短期培训班;定期组织全院护士进行读书报告会,介绍护理新理论、新技术的发展,进行互相交流学习。

3. 在职培训 是护理人员不脱离工作岗位,边工作边学习的培训形式。目前不少护士采用这种方法进行学历的提升。也有的医院采用导师制,由高年资的护士向低年资的护士传送知识与技能,以及帮助低年资护士树立正确的价值观、建立和谐的人际关系、培养团队合作意识等。优点是比较省钱,护士边工作边学习,不需要较多的培训设施。

4. 脱产培训 是医院根据护理工作实际发展需要,选派护士集中时间离开工作岗位,去专门从事知识与技能学习的培训方式。优点是护理人员可以系统地学习相关理论,有利于医院的长期发展。不足之处是受医院财力、物力、人力的限制,参加脱产培训的人员数量有限。

5. 继续教育 是指继临床护士的规范化培训之后,以学习新理论、新知识、新技术和新方法为主的一种终生性护理学教育。《继续护理学教育试行办法》指出,护理技术人员必须取得规定的最低学分,作为再次注册、聘任及晋升高一级专业技术职务的条件。

(二)护理人员培训的内容

培训内容可根据护理岗位、培训形式并结合护士个人发展需求制订。

1. 岗前培训 培训内容包括公共部分和专科部分。

(1)公共部分:由护理部统一组织安排,含理论和技能两部分。其中,理论部分包括相关规章制度、职业道德、护士礼仪、护理文书、护理相关法律法规等内容;技能部分包括护理的各项操作规则、院内感染的预防、急救技术等。

(2)专科部分:由各科护士长组织,以专科理论为主。包括熟悉科室环境、人员结构、工作职责、质量控制标准、本科室常见病的主要临床表现、特殊诊疗技术等。

2. 临床护士规范化培训 中专毕业生:第1年,轮转参加本学科各主要科室的临床护理工作,进行各项基本护理技术培训,巩固理论知识,奠定工作基础。第2~3年,进行各项基础护理技术操作和部分临床专科护理技能训练,学习专业知识。第4~5年,在扎实掌握本专业理论知识和技能的基础上,运用护理程序进行护理工作,提高外语水平。

3. 继续教育 继续教育要适应护理学科的发展及护理人员自身的实际需求,注重先进性和实用性。主要包括护理学科发展中的新理论、新知识、新技术和新方法。

二、薪酬

(一)薪酬的概念

薪酬是指员工向其所在单位提供所需要的劳动而获得的各种形式的补偿,是单位支付给员工的劳动报酬,薪酬包括经济性薪酬和非经济性薪酬两大类,经济性薪酬又分为直接经济性薪酬和间接经济性薪酬。

直接经济性薪酬是单位按照一定的标准以货币形式向员工支付的薪酬。间接经济性薪酬不直接以货币形式发放给员工,但通常可以给员工带来生活上的便利、减少员工额外开支或者免除员工后顾之忧。

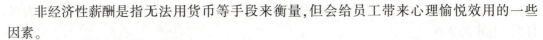

非经济性薪酬是指无法用货币等手段来衡量,但会给员工带来心理愉悦效用的一些因素。

(二)薪酬的分类

1. 货币性薪酬 包括直接货币薪酬、间接货币薪酬和其他的货币薪酬。其中直接薪酬包括工资、奖金、奖品、津贴等;间接薪酬包括养老保险、医疗保险、失业保险、工伤及遗属保险、住房公积金、餐饮等;其他货币性薪酬包括有薪假期、病事假等。

2. 非货币性薪酬 包括工作、社会和其他方面。其中工作方面包括工作成就、工作有挑战感、责任感等的优越感觉;社会方面包括社会地位、个人成长、实现个人价值等;其他方面包括友谊关怀、舒适的工作环境、弹性工作时间等。

(三)薪酬的作用

薪酬在促进社会、经济发展过程中起到非常重要的作用,薪酬是平衡社会发展、促进社会和谐、实现社会文明的重要元素。薪酬的作用主要体现在以下几个方面:①薪酬具有维持和保障作用。②薪酬具有激励作用。③薪酬具有优化劳动力资源配置功能。

(四)基于绩效的薪酬

将员工的薪酬分为两大部分:基本工资和绩效工资。由职位或技能决定的基本工资按付酬周期按时发放,绩效工资则是按照每次的考核结果,对照预设的达标值按比例发放。同时,一些非强制性福利、培训、精神奖励、晋升等也与绩效考核紧密挂钩。绩效薪酬可以有效地衡量员工的有效付出,将个人回报和个人对组织的有效付出挂钩,强调个体劳动的能动性,可以避免"干好干坏一个样"的不公平现象。

护理人力资源管理部门制订一个完善的绩效评估体制,是有效实施绩效薪酬、实现内部公平的重要环节。要体现绩效薪酬的决定过程的公平。第一,让护理人员参与绩效评估标准的制订。要通过讨论、沟通等方式,让护理人员参与目标设定,使其有效行使知情权和参与权,从而使护理人力资源管理部门为其制订的绩效目标更客观、更公正、更具可接受性。第二,与护理人员进行有效的绩效反馈。一旦目标设定,护理管理者必须提供信息反馈,而且信息反馈必须及时。绩效评估报告是以结果为主的,而反馈则更侧重过程,这样可以有效地避免在完全的结果导向下,由于对工作环境及其变化的忽视所引起的不公平。第三,要克服护理绩效评估中的各种主观性、随意性错误,如第一印象、近期印象、克隆效应等,确保评估的公允。

三、绩效考核

(一)绩效考核的概念

绩效考核是指人力资源管理部门根据人员的工作表现和个人优缺点,评价预期目标的执行完成情况,进而采取预防和矫正措施,促使员工改进工作的一种方法。护理人员绩效考核,是医院护理管理部门依据一定标准对护理人员的绩效进行检查、测量和评价的过程。作为护理人力资源管理的核心环节,绩效考核具有组织控制、人事决策、绩效改进、人力资源开发等多种作用,是医院对护理人员进行留聘、调整、培训、转岗等管理活动的依据。

(二)绩效考核的目的

考核对考核者和被考核者具有不同的目的和重要性。

1. 对于组织部门 ①绩效考核的结果,可作为护理人员留聘的依据,也可为医院护理人才储备提供资料,有效预测护理人员的发展趋势。②绩效考核的结果,可作为医院对护理人员使用、提拔、奖惩的依据。③绩效考核的结果,可作为管理部门制订护理人员培训、发展目标及标准的依据。

2. 对于组织成员 ①绩效考核的结果,有助于护理人员对自我工作成长的正确认知,促进自身素质的综合提升。②绩效考核的结果,为护理人员提供了行动指南、发展方向,依据考核标准建立自我期望标准。

（三）绩效考核的基本原则

1. 考核标准化原则 是指考核的内容、方法、标准及间隔时间标准化,评价结果被考核人认可,定期听取被考核人的反馈意见,完善考核标准。

2. 标准客观化原则 绩效考核标准应依据具体岗位职责而定,如护士、护士长、护理部主任的岗位职责不同,评价标准也不同;绩效考核标准的制订,应具有可衡量性和可操作性;对一些主观描述的内容尽可能地设置为客观量化指标,便于操作,如工作态度、团队合作等内容,可根据患者满意度调查、受表彰的次数进行衡量。

3. 公开化原则 包括考核标准的公开化和考核结果的公开化。将考核标准公之于众,让所有被考核者知晓考核内容,理解工作期望和要求,明确努力方向;考核结果公开化,让被考核者了解自己的考核成绩,既是对工作成绩的肯定,又能认识到自己的不足,是绩效评价中不可缺少的环节。

4. 反馈原则 在绩效考核结果公开后,管理者与护理人员以面谈的形式进行沟通交流,必要时附书面报告。双方共同探讨目前的工作业绩,制订今后的努力目标,提出具体的改进措施,征求被考核者的意见和建议。

（骆焕丽）

 自测题

一、A1 型题

1. 下列**不属于**护理人力资源管理特点的是（ ）

  A. 复杂性   B. 长效性   C. 情感性

  D. 动态性   E. 平衡性

2. 下列护理人力资源管理原理中说法**不正确**的是（ ）

  A. 文化激励原理   B. 动态适应原理

  C. 异素异构原理   D. 互补增值原理

  E. 能位匹配原理

3. 护理人员编设常用的计算方法是（ ）

  A. 确定工作量或工时测定法   B. 按医院用人计划数计算

  C. 上级给多少算多少   D. 按床位数计算

  E. 按护理人员素质高低计算

4. 我国医院分级管理标准规定,二、三级医院护理人员占卫生技术人员总数的（ ）

  A. 20%   B. 40%   C. 50%

  D. 30%   E. 60%

5. 在护理人员绩效评价中,符合操作标准化原则的是（ ）

  A. 评价的间隔时间相同

B. 公布绩效评价指标

C. 制订标准时尽量使用可衡量的指标

D. 考核结果作为晋升和奖惩的依据

E. 考核结果应及时进行反馈

6. 护理人员边工作边接受指导、教育的学习过程,属于培训形式中的( )

    A. 脱产培训   B. 业余学习   C. 半脱产培训

    D. 在职培训   E. 自学

7. 下列护理人员的薪酬中属于间接薪酬的是( )

    A. 工资   B. 奖金   C. 带薪假期

    D. 奖品   E. 津贴

8. 评价现有护理人力资源、预测将来护理人力资源需求与供给预测,属于护理人力资源管理职能中的( )

    A. 护理人力资源规划   B. 护理人员的招聘和录用

    C. 护理人员的培训和使用   D. 护理人员的绩效评价

    E. 护理人员的职业生涯规划

9. 护理人员的数量、质量、整体结构等各方面满足患者的护理需要,体现了护理人员编设的( )

    A. 满足需要原则   B. 能级对应原则

    C. 结构合理原则   D. 成本效率原则

    E. 经济效能原则

10. 根据卫生部《综合医院组织编制原则(试行草案)》的规定,护理人员应占卫生技术人员的比例是( )

    A. 20%   B. 25%   C. 40%

    D. 50%   E. 30%

11. 临床护士的规范化培训,中专生的培训时间是( )

    A. 2 年   B. 3 年   C. 4 年

    D. 5 年   E. 6 年

12. 在岗前培训内容中,**不属于**专科培训内容的是( )

    A. 质量控制标准   B. 护理礼仪

    C. 特殊诊疗技术   D. 本科室常见病的主要临床表现

    E. 工作职责

13. 国家卫生部 1978 年颁布的《综合医院组织编制原则(试行草案)》,规定床位数与护士之比为( )

    A. 1:0.2   B. 1:0.4   C. 1:0.6

    D. 1:0.8   E. 1:0.9

二、A2 型题

14. 某医院内科护士长,为了培养护士观察问题、分析问题和解决问题的能力,最好的培训方法应选择( )

    A. 讲授法   B. 演示法   C. 研讨法

    D. 案例分析法   E. 自学法

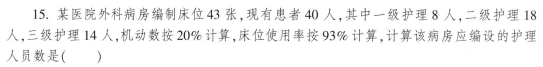

15. 某医院外科病房编制床位43张,现有患者40人,其中一级护理8人,二级护理18人,三级护理14人,机动数按20%计算,床位使用率按93%计算,计算该病房应编设的护理人员数是( )

    A. 11   B. 12   C. 13

    D. 14   E. 15

三、A3/A4 型题

(16~17 题共用题干)

某医院内科护士长,排班时为了便于护士熟悉排班规律、合理安排休假时间,通常以四周为一周期,依次循环。

16. 护士长采用的排班方法是( )

    A. 周期性排班法   B. 每日二班排班法

    C. 每日三班排班法   D. 弹性排班法

    E. 每日四班排班法

17. 这种排班法的优点是( )

    A. 排班费时费力

    B. 护理人员可以根据个人需要选择工作班次

    C. 在实际工作中很难推广

    D. 护士对自己未来一段时间的班次心中有数

    E. 被许多医院使用

第六章 领导工作

学习目标

1. 具有关心人的需要、激励人、公平待人处事、善于沟通、协调冲突的意识和基本能力。
2. 掌握领导者影响力的来源、分类;激励理论的内容。
3. 熟悉领导理论,沟通在护理管理中的应用,处理冲突的方法以及协调的原则。
4. 了解领导、沟通、冲突和协调的概念。
5. 在实际工作中,学会有效实施激励。

　　领导工作(directing)是社会组织所共有的一种现象,是管理工作的一项重要职能,是实现组织目标的关键。领导工作的功效就是对组织中的全体成员辅以指导和领导,进行沟通联络,运用恰当的激励手段,对下属施加影响力,以统一组织成员的意志,保证组织目标的实现。

第一节　领导工作概述

导学案例与思考

导学案例:

　　护士小王,大学毕业后,分在普外科病房工作,几年后医院护理部进行人员调整,领导决定派她到胸外科担任护士长。原来的老护士长因学历较低而被调到其他科室。老护士长在原科室工作了十多年,很有成绩,深受科室同志的好评,现在因为学历问题调离岗位,心里很不舒服。为此,在小王上任时,她没有交班,就离开了原科室。小王面临了很大的困难,业务不熟、管理工作不熟、人员不熟、与科主任的关系不熟,但任命已经下来,只好硬着头皮接下了这份工作。小王的基本情况是:31岁,科室还有4位护士年长于她,其他12名护士较年轻,性格较为内向,从未干过管理工作。

请思考:

1. 小王可通过哪些措施有效地开展护理领导工作?
2. 调动科室护理人员的积极性可采取哪些方法?

一、领导概述

（一）领导的概念

领导是一种复杂的社会现象，其定义有多种。美国管理学家孔茨、奥唐奈和韦里奇给领导下的定义更具有代表性。他们认为，领导（leadership）是一种影响力，是对人们施加影响的艺术或过程，从而使人们情愿地、热心地为实现组织或群体的目标而努力。这个定义有三个要点：一是揭示了领导的本质，即影响力；二是明确指出了领导是一个过程，是对人们施加影响的过程；三是指出了领导的目的，是为了实现组织或群体的目标。

领导是一个社会组织系统，该系统由领导者、被领导者、群体目标和客观环境四个要素组成。领导被理解为一个动态的过程，它是领导者、被领导者、环境相互作用和相互结合以实现群体目标的过程。

护理管理中的领导职能是将领导过程应用于护理工作中，是护理领导者对护理人员施加影响，使他们为实现护理目标、提高护理服务质量而努力的过程。

（二）领导者的概念

领导者是一种社会角色，特指领导活动的行为主体，即能实现领导过程的人。现代管理学家德鲁克认为："领导者的唯一定义就是其后面有追随者。"

在领导工作中，领导者是领导行为的主体，而被领导者，则是领导者执行职能的对象，二者相互依存，相互影响。领导者通过带领、引导、鼓励影响被领导者；被领导者通过给领导者信息来修正自己的行为，实现领导职能。因此，领导是一种双向的动态过程。

二、领导者影响力

影响力是指一个人在与他人交往中，影响和改变他人心理与行为的能力，领导者影响力主要来源于两个方面：职位权力和个人权力。

（一）领导者影响力的来源

1. 职位权力 是指职位本身所带来的权力。它主要表现为法定权力、奖赏权力和强制权力三个方面。

2. 个人权力 是指领导者个人特性或素质所产生的权力。主要表现为专家权力和参照权力两个方面。

（二）领导者影响力的分类

根据性质不同，领导者的影响力可以分为权力性影响力和非权力性影响力。与职位权力有关的影响力属于权力性影响力；与个人权力有关的影响力则属于非权力性影响力。

1. 权力性影响力 是指领导者运用组织授予的权力影响下属行为的能力。权力性影响力对下属的影响具有强迫性，下属被动地服从，因此，权力性影响力对下属心理和行为的影响是一种外在的因素，是不稳定的，需要靠奖惩等附加条件起作用。权力性影响力由以下三种因素构成：

（1）职位因素：以法定权力为基础，与领导者在组织中的职位、地位有关。领导者的职位越高、权力越大，影响力就越强，这是领导者行使权力的有利条件。

（2）传统因素：是建立在人们对领导者传统认识基础上的历史观念，认为领导者有权、有才、不同于常人，从而产生对领导者的服从感。

（3）资历因素：是指领导者的资格和经历。资历的深浅在一定程度上决定着领导者的影响力。人们往往比较尊重资历较深的领导者。

2. 非权力性影响力　是指由领导者个人素质和现实行为所形成的自然性影响力。非权力性影响力对他人的影响不带有强制性,被影响者的心理和行为表现为主动地服从,因此非权力性影响力比较稳定,对下属的态度和行为的影响起主导作用。非权力性影响力主要由以下四种因素构成:

(1)品格因素:包括道德、人格、品行、作风等方面。品德高尚的领导者会对下属产生较大的感召力和吸引力,使下属产生敬爱感。护理管理者应加强自身品格方面的修养。

(2)能力因素:主要反映在工作成效和解决实际问题的能力方面。一个有能力的领导者会带领下属实现组织目标,使下属产生敬佩感,从而自觉接受领导者的影响。

(3)知识因素:丰富的知识、娴熟的技术使领导者更容易赢得下属的信任和支持。因此,提高业务知识是提升护理管理者影响力的有效途径。

(4)感情因素:是指人们对客观事物好恶倾向的心理反应。领导者和蔼可亲、平易近人,会拉近与下属的心理距离,使下属产生亲切感,增大相互之间的吸引力。反之,则会降低领导者的影响力。

领导者影响力构成见图6-1。

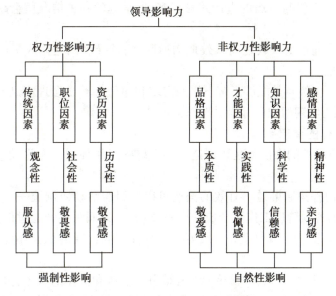

图6-1　领导者影响力构成图

在领导者的影响力中,非权力性影响力占主导地位,起决定性作用。领导者提高了非权力性影响力,其权力性影响力也会随之增强。因而提高领导者影响力的关键在于提高其非权力性影响力。

三、领导者的作用

在指挥、带领、引导和鼓励下属实现组织目标的过程中,领导者主要发挥以下三个方面的作用。

1. 指挥作用　在集体活动中,需要有头脑清晰、高瞻远瞩、运筹帷幄的领导者帮助人们认清自己所处的环境,指明活动的目标和实现目标的途径。领导者要善于听取他人的意见,集思广益,才能实现正确指挥。

2. 激励作用 领导者要使组织内部所有人都最大限度地发挥其才能,实现组织既定的目标,就必须关心下属,激励和鼓舞下属的士气,发掘、充实和加强人们积极进取的动力。

3. 沟通作用 没有人与人之间的沟通就不可能实行领导。领导者只有通过向员工传达感受、意见和决定才能对其施加影响;员工也只有通过沟通才能使领导者正确评估自己的领导活动,并使领导者关注员工的感受与问题。

四、领导工作的原理和要求

(一)领导工作的原理

1. 指明目标 让全体成员充分理解组织的目标和任务,就能使组织成员明确自己的职责,为实现组织目标作出自己的贡献;也可以更好地满足组织成员的个人需求。

2. 协调目标 只有个人目标与组织目标协调一致,人们的行为趋向统一,才能实现组织目标。

3. 命令一致 领导者在实现目标过程中下达的各种命令越一致,个人在执行命令中发生的矛盾就越小,更易于实现组织目标。

4. 直接管理 上级与下级的直接接触越多,所掌握的各种情况就会越准确,领导工作就更有效。

5. 沟通联络 通过上下级之间有效地沟通联络,领导者向全体成员施加个人影响力,促使目标得以实现。

6. 激励士气 上级越是能够了解下级的需求和愿望并给予合理满足,就越能调动下级的积极性,使之能为实现组织目标自觉地作出贡献。

(二)领导工作的要求

领导工作的要求总的来说就是要创造一种良好的工作环境。为此,领导者应做到以下三个方面。

1. 畅通组织内外沟通渠道 有效的沟通可以使组织活动协调统一。一方面有效的沟通可以把组织中的各项管理工作聚合成一个整体;另一方面领导者通过信息交流可以了解组织外部环境。因此,为下属创造一个良好的工作交流与沟通的社会环境是领导者的基本职责。

2. 正确运用各种激励方法 领导工作就是引导个体和群体的行为,努力实现组织目标的过程。领导者只有恰当地运用各种激励理论和方法,使下属对激励因素产生兴趣,才能发挥最好的作用。

3. 不断完善领导作风和方法 良好的领导作风和方法,能够鼓舞下属的士气。而领导作风和方法往往又和领导者所采取的激励措施密切相关。只有不断改进和完善领导作风和方法,领导工作才有效。

第二节 领导理论

关于领导理论的研究,始于20世纪40年代,不同的学者从领导者的特征入手,对领导的行为和环境因素等方面进行了大量的研究,形成了各自的观点。其中比较有代表性的是:领导方式理论、管理方格理论和领导生命周期理论等。

一、领导方式理论

领导方式是领导者在活动中表现出来的比较稳定的和经常使用的行为方式和方法的总和，又称为领导者工作作风，它表现出领导者的个性。关于领导方式的研究最早始于德国心理学家卢因。他根据权力定位于谁，将领导方式分为三种类型。

1. 专权型　权力掌握在领导者个人手中，一切由领导者决定，下属只能执行，而且由领导者监督执行情况。适用于紧急情况及缺乏决策能力的群体。

2. 民主型　权力定位于群体，员工在很大程度上能参与决策，通过集体讨论，他们在一定范围内可以自己决定工作内容和工作方法。适用于知识、技能比较成熟，能参与决策的群体。

3. 放任型　权力定位于每位员工，领导者把任务布置给员工，既不监督执行，也不检查完成情况，而是放任自流。适用于知识、技能成熟，能制订决策和自我控制的少数专业人员。

选择何种领导方式应因人、因事、因地、因时而异。卢因认为，只要应用恰当，三种领导方式都可以取得良好的工作效果。在实际工作中，单纯使用一种领导方式并不多见，多数领导方式为混合型。

二、管理方格理论

管理方格理论是研究企业的领导方式及其有效性的理论，是由美国得克萨斯州立大学的行为科学家罗伯特·布莱克和简·莫顿提出的。在管理方格图中，横坐标表示领导者对工作的关心程度，纵坐标表示领导者对人的关心程度。评价领导者的工作时，按其两方面的行为，在图6-2上找出交叉点。这个交叉点就是其类型。图中列举了五种典型的领导方式：

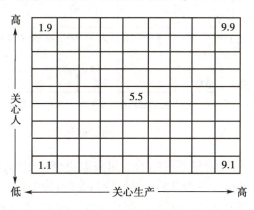

图6-2　管理方格图

（一）1.1型——贫乏型
这类领导者对人、对工作都不关心，只是以最小的努力来完成必须做的工作及维持人际关系。

（二）9.1型——权威型
这类领导者只关心工作效率，而不关心人，不能有效地调动下属的士气。

（三）1.9型——俱乐部型
这类领导者对人高度关心，努力为员工创造良好的工作氛围，但不关心生产，认为只要员工心情舒畅,自然就能提高工作效率。

（四）5.5型——中庸型

这类领导者对工作、对人都有适度的关心,仅仅维持一定的工作效率和士气。

（五）9.9型——团队型

这类领导者对工作、对人都高度关心,上下级之间关系协调,员工工作积极性高,能够更好地完成工作任务,这是一种最理想的领导方式。

作为一个领导者,既要发扬民主,又要善于集中;既要关心组织任务的完成,又要关心职工的正当利益。

三、领导生命周期理论

领导生命周期理论是由管理学家赫尔塞和布兰查德提出的,该理论认为领导者的风格应与下属的成熟度相适应。

成熟度是指个体完成某一具体任务的能力和意愿,包括工作成熟度和心理成熟度。工作成熟度是指一个人从事工作所具备的知识和技术水平,心理成熟度是指一个人从事工作的动机和意愿。根据下属的成熟程度不同,领导生命周期理论确定了以下四种领导方式(图6-3):

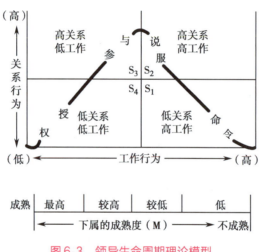

图6-3 领导生命周期理论模型

1. 高工作、低关系 领导者对不成熟的下属采取指令性工作,明确规定工作目标和工作规程。例如人处于学龄前时,一切需要父母照顾与安排;护士长对刚毕业的护士等。

2. 高工作、高关系 领导者对初步成熟的下属给予说明、指导和检查,通过解释、说服,获得下属的认可和支持。例如当孩子进入小学和初中时,父母除安排照顾外,必须给予信任和尊重;护士长对从事工作年限较短的护士等。

3. 低工作、高关系 对于比较成熟的下属,领导者要鼓励其参与决策,并适当授权,对下属的工作尽量不做具体指导。例如当孩子进入高中和大学时,他们逐步要求自立,开始对自己的行为负责,此时父母已不必对他们过多地安排、照顾、干预;护士长对工作经验丰富的护师等。

4. 低工作、低关系 领导者对成熟的下属,采取高度信任、充分授权,极少提供指导和支持。例如当子女结婚组成新的家庭后,父母很少干涉他们;护士长对主管护师以上的人员等。

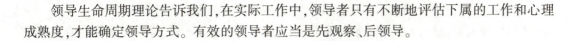

领导生命周期理论告诉我们,在实际工作中,领导者只有不断地评估下属的工作和心理成熟度,才能确定领导方式。有效的领导者应当是先观察、后领导。

第三节 激 励

 工作情景与任务

导入情景：

护士小杨和小李在同一所学校毕业后一起到某医院神经内科工作。王护士长认为,两人承担的工作量基本相同,给科室创造的效益也基本相同,因此给她们发的奖金也相同。但护士小李擅长唱歌跳舞,经常参加医院的各种活动。小李认为,自己虽然没有为科室创造更多的效益,但是为科室牺牲了很多休息时间,因此护士长的分配不公平。

工作任务：

1. 若你是护士长,帮助小李树立正确的公平观。
2. 运用公平理论,合理进行分配。

一、激励概述

1. **激励的概念** 从词义上看,激励就是激发、鼓励的意思。从心理学角度讲,激励是指激发人动机的心理过程。管理学中的激励(motivation)是指运用各种方法,激发员工的动机,调动员工的工作积极性和创造性,努力实现组织目标的过程。

2. **激励的作用** 一个人能力的发挥,在很大程度上取决于激励。哈佛大学维廉·詹姆士通过对员工激励的研究发现,在按时计酬制度下,一个人要是没有受到激励,仅能发挥其能力的20%～30%;如果受到有效的、充分的激励,就能发挥其能力的80%～90%。用公式表示就是：

$$工作绩效 = f \cdot (能力 \times 激励)$$

这一公式表明,在能力不变的情况下,工作绩效的大小,取决于激励程度的高低。激励程度不断提高,就会提高工作绩效。反之,则会降低工作绩效。

激励是调动人的积极性的重要方法,是提升人的价值的有效措施,是增强组织凝聚力的根本途径。

二、激励理论

根据研究的侧重点不同,激励理论可分为内容型激励理论、行为改造型激励理论和过程型激励理论。

(一)内容型激励理论

内容型激励理论着重研究人的需要内容和结构,及其如何推动人们的行为。其中最有影响的有需要层次理论和双因素理论。

1. **需要层次理论** 需要层次理论是由美国社会心理学家亚伯拉罕·马斯洛提出来的,因而也称为马斯洛需要层次理论。

马斯洛在《人类动机理论》一书中,把人的各种需要归纳为五大基本需要。

(1)生理需要:包括人类最原始的基本需要,如衣、食、住、行、性,即人类繁衍的最基本的物质需要。如饥有食品、渴有饮水、寒暑有衣服和庇护所、有空气、足够的睡眠、疾病有药物治疗等。人的需要首先是生理需要的满足。

(2)安全需要:是指对人身安全、就业保障、工作和生活的环境安全、经济保障等的需要。这类需要又分为两类:一类是现在的安全需要,另一类是未来的安全需要。

(3)社交需要:是指人们希望获得友谊、爱情和归属的需要,希望与他人建立良好的人际关系,希望得到别人的关心和爱护,在他所处的群体中占有一席之地。社交需要比生理需要和安全需要来得细致。需要的程度也因每个人的性格、经历、受教育程度不同而有差异。

(4)尊重需要:即人的自尊、尊重别人和被别人尊重的心理状态。自尊是指自己取得成功时有一股自豪感;受别人尊重,是指当自己做出贡献时,能得到他人的承认。具体地说,这一需要包括自尊心、自信心、威望、荣誉、表扬、地位等。

(5)自我实现的需要:是指促使自己的潜在能力得到最大限度的发挥,使自己的理想、抱负得到实现的愿望。这种需要往往是通过胜任感和成就感来满足的。当人的其他需要得到基本满足以后,就会产生自我实现的需要,马斯洛认为这是人最高层次的需要。

人类的需要具有多样性、层次性、潜在性和可变性等特征。

需要层次理论有两个基本出发点:人是有需要的,未被满足的需要对人产生激励;当某种需要被满足后,会产生高一层次的需要。

需要层次理论是激励理论的基础。对护理管理者的基本启示是:①认真分析护士的需要,护士的需要具有复杂性和动态性特征;②采用多种方式满足护士的需要,激励的方式通常有物质激励和精神激励两类;③满足护士的需要时,注重需要的层次性、潜在性。

2. 双因素理论　双因素理论是激励-保健理论的简称,是由美国心理学家弗德里克·赫兹伯格提出来的。赫兹伯格提出,影响人们行为的因素主要有两类:保健因素和激励因素。激励过程可以解释为一个从不满意到没有不满意的连续性过程,也是一个从没有满意到满意的连续性过程。

(1)保健因素:也叫维持因素。是指与人们不满情绪有关的因素,是外在因素,属于工作环境或工作关系方面的,如组织的政策、管理和监督、人际关系、工作条件、工资等。若保健因素处理不好,就会引发对工作不满情绪的产生;若处理得好,就可以预防或消除这种不满。这类因素并不能对员工起到激励作用,只能起到保持人的积极性,维持工作现状的作用。良好的保健因素能为员工提供稳定的工作环境,管理者要想在一个保健因素很差的组织内通过激励因素去调动员工的工作热情是很困难的。

(2)激励因素:是指与人们的满意情绪有关的因素,是内在因素,属于工作本身或工作内容方面的。主要包括:工作再现机会和工作带来的愉快,工作上的成就感,由于良好的工作成绩而得到的奖励,对未来发展的期望,职务上的责任感等。若激励因素处理得好,能够使人们产生满意情绪;若处理不当,就不能产生满意感,也不会导致不满。激励因素能使员工内心发生变化和满足,因此能激发员工的工作积极性。

双因素理论对护理管理者的基本启示是:①提供充分的保健因素,以消除不满,但不要认为这样就能明显提高工作的积极性。例如建立和谐的上下级关系、公平的分配制度以及良好的工作环境等。②提供充分的激励因素是激发积极性的有效途径。例如整体护理的工作设计。同时,对于成绩突出者给予表扬、奖励、提升或晋升的机会,以不断激发员工的工作热情,提高工作效率。③注意化保健因素为激励因素,保健因素和激励因素不是绝对的,而是可以转化的,要注意发挥两种因素的激励作用。

(二)行为改造型激励理论

行为改造型激励理论认为,激励的目的就是为了不断改进和修正自己的行为。这类理论主要研究如何通过外界刺激对人的行为进行影响和控制,主要包括强化理论和归因理论。

1. **强化理论** 是由美国心理学家斯金纳(B. F. Skinner)提出的操作条件反射理论的核心。该理论认为,人们为了达到某种目的,都会采取一定的行为,这种行为将作用于环境。当行为的结果对他有利时,这种行为就会重复出现;当行为的结果对他不利时,这种行为就会减弱或消失。根据强化的性质和目的不同,强化分为正强化、负强化、惩罚和消退 4 种形式。

(1)正强化:又叫积极强化。是对某种行为给予肯定和奖励,使这个行为得到巩固、保持和加强的过程。

(2)负强化:又叫消极强化。是对一个特定的强化能够防止产生个人所不希望的刺激。如职工努力工作是为了不受管理者的批评,逃避不希望得到的刺激结果。

(3)惩罚:是对某一坏行为给否定和不良刺激,使之不断减弱或消退,是行为导致不良刺激出现的过程。例如对于服务态度差而引起投诉的护士给予批评和扣除奖金的处理,从而杜绝护士服务态度差的现象。

(4)消退:是指在某一行为出现后,不给予任何形式的反馈,久而久之这种行为被判定无价值而导致此行为出现的频率降低。例如对于经常向护士长打小报告,背后说人坏话的护士,护士长可以先不给予任何反馈,等待其行为消退,若不奏效,可以适当地应用惩罚的措施。

强化理论对护理管理者的基本启示是:①要让护士明白怎样做才会得到奖励。②分阶段设立目标,及时给予强化。③尽量使用正强化。④强化应基于每个护士的工作绩效,要公正。⑤巧妙运用负强化及惩罚。

 知识窗

斯金纳箱

斯金纳关于操作性条件反射作用的实验,是在他设计的一种动物实验仪器即著名的斯金纳箱中进行的。箱内放进一只白鼠或鸽子,并设一杠杆或键,箱子的构造尽可能排除一切外部刺激。动物在箱内可自由活动,当它压杠杆或啄键时,就会有一团食物掉进箱子下方的盘中,动物就能吃到食物。箱外有一装置记录动物的动作。斯金纳的实验与巴甫洛夫的条件反射实验的不同在于:①在斯金纳箱中的被试动物可自由活动,而不是被绑在架子上。②被试动物的反应不是由已知的某种刺激物引起的,操作性行为(压杠杆或啄键)是获得强化刺激(食物)的手段。③反应不是唾液腺活动,而是骨骼肌活动。④实验的目的不是揭示大脑皮质活动的规律,而是为了表明刺激与反应的关系,从而有效地控制有机体的行为。

2. **归因理论** 归因是指观察者为了预测和评价人们的行为并对环境和行为加以控制,而对他人或自己的行为过程所进行的因果解释和推论。归因理论认为,人行为的发生或多或少与自身内部原因和外界环境因素有关。美国心理学家韦纳(Weiner)将成功与失败归因

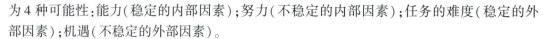

为4种可能性:能力(稳定的内部因素);努力(不稳定的内部因素);任务的难度(稳定的外部因素);机遇(不稳定的外部因素)。

不同的人对成功和失败有不同的归因,并导致不同情绪反应和行为表现。

归因理论对护理管理者的基本启示是:①了解与分析护理人员对行为的不同归因,掌握其态度与行为方向。②引导护理人员将成功归因于个人的能力和自己的努力,增强他们的自信。③改变护理人员对失败的消极归因,调动下属的主观能动性。

（三）过程型激励理论

过程型激励理论研究的是从动机产生到采取行动,满足需要的内在心理和行为过程。最具代表性的是期望理论和公平理论。

1. 期望理论　期望理论是由美国著名的心理学家和行为科学家维克多·弗隆姆(Victor H. Vroom)首先提出来的。他认为,预测一个人想做什么和他投入多大的努力去做,取决于三个变量:①期望值:指个体对自己行为和努力能否达到特定结果的主观概率;②关联性:是个体对于良好表现将得到相应回报的信念,即工作成绩与报酬的关系;③效价:指奖励对个人的吸引程度,即个人在主观上对奖励价值大小的判断。

激励水平的高低可用以下公式表示:

$$激励水平(M) = 期望值(E) \times 关联性(I) \times 效价(V)$$

期望理论对护理管理者的基本启示是:①管理者不要泛泛地抓各种激励措施,而应当抓多数成员认为效价最大的激励措施。②设置激励目标时应尽可能加大其效价的综合值。③重视下属的个人效价,护士对报酬有不同的价值观,有人重视金钱、物质方面的奖励,有人更重视领导的赞扬和组织的认可。④管理者应让护士清楚什么样的行为是组织期望的,并且让护士了解组织将以怎样的标准来评价他们的行为,以便护士可以自主地调整自己的目标向组织目标靠拢。

2. 公平理论　公平理论是由美国心理学家亚当斯(Adams)最先提出来的,着重研究工资报酬分配的合理性、公平性对员工积极性的影响。该理论认为:当一个人做出了成绩并取得了报酬以后,他不仅关心自己所得报酬的绝对值,而且关心自己所得报酬的相对值。因此,要进行种种比较来确定自己所获得的报酬是否合理,比较的结果将直接影响今后工作的积极性。如果得到了公平待遇,就会心情舒畅,保持旺盛的工作热情。反之,就会产生心理压力而影响工作情绪,即公平是激励的动力。

公平理论对护理管理者的基本启示是:①影响激励效果的不仅有报酬的绝对值,还有报酬的相对值。②激励时应力求客观上公平,尽管主观判断上有差异,也不致造成严重的不公平感。③激励过程要注意对被激励者公平心理的引导,使其树立正确的公平观——认识到绝对公平是不存在的,公平不是平均主义,不要盲目或无理攀比,不要按酬付劳。④管理者应当注意实际工作绩效与报酬之间的合理性。⑤在"按劳分配"的基础上,培养护士的奉献精神。

三、激励艺术

（一）了解员工的真实需要

需要是激励的起点,也是提供人们积极性的原动力。领导者在实施激励时,应将切入点放在人们的合理需要和优势需要上,大多数员工具有以下几点心理需求。

1. 追求相对公平的心理　领导者应当尊重员工的人格,平等待人、公平处事。

2. 希望得到承认的心理　领导者应当对于员工取得的成绩及时给予表扬,对于出现的困难,则要积极创造条件给予解决。

3. 获得理解和信任的心理　领导者要运用各种方式,向员工传递"充分信任"的信号,满足员工的需要。

4. 参与领导过程的心理　领导者在制订政策或执行、检查、总结工作的过程中,要鼓励员工积极参与,采纳他们的意见。

(二) 把握激励的最佳时机

人的情绪具有积极性和消极性,积极情绪可以使人精神振奋,热爱工作,而消极情绪则使人精神萎靡、厌倦工作。领导者应积极引导员工向积极情绪转化,保持良好的工作热情。

1. 当员工较低层次的需要得到某种程度的满足时,应鼓励员工向更高的层次迈进。

2. 当员工对某种工作需要有强烈的愿望时,应及时为其创造工作条件。

3. 当员工处于困境时,应及时表示关心和理解,帮其排忧解难。

4. 当员工对自己的过错有悔意时,应抓住时机进行强化激励。

(三) 防止激励的效应弱化

1. 加强激励的科学性　领导者在激励过程中所运用的手段和方法要为员工所认可。

2. 加强激励的针对性　领导者要了解员工的真实需求,有针对性地实施激励,才能调动员工的积极性。

3. 加强激励的导向性　激励的过程就是行为导向的过程。领导者在实施激励时,应体现奖优罚劣、按劳分配的原则。

4. 加强激励的严肃性　领导者对员工的激励,代表着组织对其工作的肯定和认可,不能当作儿戏,这样才会使员工认识自己的价值,增强自信心。

第四节　组织沟通

沟通对于组织的重要性,如同血液循环对人体的重要性。有效的沟通能提高人们对工作的满意度,有助于建立和改善人际关系。在护理工作中,每日有大量的沟通活动,如护理交班、护理查房、护理人员会议、护患交流等。一项研究表明,管理者每天要花80%的时间进行沟通。

一、沟通概述

(一) 沟通的概念

沟通(communication)是指可理解的信息在两个或两个以上人群中传递或交换的过程。沟通的关键在于使沟通双方能够在适当的时候,将适当的信息,用适当的方法,传递给适当的人,从而形成一个健全、迅速和有效的信息传递系统。有效沟通是指传递和交流信息的可靠性和准确性高,其特征是及时、全面和准确。

(二) 沟通的过程

任何沟通都是发送者将信息传递给接收者的过程,尽管发送信息的内容多种多样,但是沟通过程都可以通过以下的沟通过程模型予以说明(图6-4)。

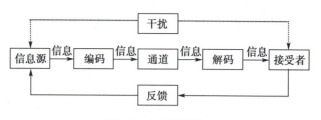

图6-4 沟通过程模型

1. 信息源 指发出信息的人。
2. 编码 发送者以文字、语言、手势等符号的形式对信息进行加工。
3. 传递 通过某种沟通渠道将信息传递给接收者。
4. 解码 接收者对接收的信息进行解码,转变为可以理解的信息。
5. 反馈 接收者将其理解的信息再返送回发送者,通过核实,了解沟通是否准确有效。

二、沟通的分类

(一)按沟通的媒介分类

沟通可分为语言沟通和非语言沟通两大类。

1. 语言沟通 包括书面沟通和口头沟通两种形式。

书面沟通是以文字的形式进行信息传递,主要包括文件、报告、信件、书面合同等。其优点是具有清晰性和准确性,不容易在传递过程中被歪曲,可以永久保留,沟通成本也比较低,但不能及时得到接收信息者的反馈。

口头沟通是通过口头语言进行信息交流,它是日常生活中最常采用的沟通形式。主要包括:口头汇报、讨论、会谈、演讲、电话联系等。其优点是信息发送者能立即得到反馈,确定沟通是否成功,缺点是有时缺乏书面沟通的准确性和清晰性,效率较低。

2. 非语言沟通 是通过手势、动作、姿势、表情、音调、距离等传递信息的过程。在沟通中,信息的内容部分往往通过语言来表达,而非语言则作为提供解释内容的框架,来表达信息的相关部分。因此,非语言沟通常被错误地认为是辅助性或支持性角色。但是研究结果表明,人们的沟通至少有2/3属于非语言沟通,非语言沟通往往能反映出人的真实思想感情。

(二)按沟通的渠道分类

可分为正式沟通与非正式沟通。

1. 正式沟通 是通过组织正式的渠道进行信息的传递和交流。如组织内部的文件传达、召开会议等。其优点是约束力强、易于保密、效果较好,缺点是速度较慢、不够灵活。

2. 非正式沟通 是在正式沟通渠道之外进行的信息传递或交流。如会下交换意见,晨晚间护理时与病人进行沟通等。其优点是内容广泛、方式灵活、沟通方便,缺点是缺乏真实性和可靠性。正式沟通提供信息的"骨头",而非正式沟通则提供"血"和"肉"。现代管理非常重视非正式沟通。

三、有效沟通策略

1. 沟通方式恰当 面对不同的沟通对象,应采取不同的沟通方式,这样才能提高沟通效率。

2. 运用反馈手段　反馈是信息沟通的逆过程,通过发出信息、编码、传递信息、解码和再反馈,形成了信息的双向沟通,保证了信息传递的准确性。

3. 避免一味说教　沟通是人与人之间心灵的交流。发送者在全面传递信息时,很难对接收者的反馈作出反应,其越专注于自己要表达的意思,就越是会忽略接收者的情绪反应,引起接收者的反感。

4. 考虑接收者的观点和立场　有效的沟通者必须具有"同理性",能够感同身受,换位思考,站在接收者的立场,以接收者的观点和视野来考虑问题。

四、沟通在护理管理中的应用

沟通是建立人际关系的重要手段,有效沟通对于完成各项护理工作,提高护理工作质量与管理效率,减少医疗纠纷等都有非常重要的作用。

（一）谈话

领导者近距离与人谈话,远比文件、命令、通知的效果要好,明智的领导者十分注重与人交谈。谈话就其本质既是人际交往,又是信息交流,具有很强的感情色彩。要实施有效地谈话,需要做好以下几点。

1. 做好谈话计划　首先要确立谈话的主题,其次是时间和地点的安排,再次是发出合适的邀请,最后是充分了解被邀谈话者的性格、气质、态度、经历、文化及对这次谈话的可能反应等。

2. 善于激发下属的谈话愿望　领导者需注意态度、方式、语调等,并开诚布公,使下属愿意谈出自己的内心愿望。

3. 善于启发下属讲真情实话　真诚地、及时地、慷慨地赞美下属;讲究策略,顾全面子,间接批评下属;面对分歧,正确地对待,巧妙地拒绝,勇敢地道歉,力争双方满意。

4. 掌握发问技巧,抓住重要问题　要为发问创造良好的气氛,建立彼此间的融洽关系;要多提开放性的问题,尽量避免诱导性的问题;善于将谈话集中在主要内容及急于解决的问题上。

5. 善于运用有效倾听的技巧　沟通时不应只考虑"讲",还要讲究"听",并且设身处地地去倾听。倾听时注意力要集中,站在说话人的角度理解信息。做到专注、移情、接受和对完整性负责。

（二）训导

是指管理者为了强化组织规章,规范员工的行为所进行的活动。有效训导的方法包括:①以平等、客观、严肃的态度面对员工。②具体指明问题所在。③批评应对事不对人。④允许员工发表自己对问题的看法和理解。⑤保持对讨论的控制。⑥对今后如何防范错误达成共识。⑦对于反复出现的错误,应逐步加重处罚。

（三）会议

会议的主要目的是交流信息、给予指导、解决问题、作出决策。要使会议达到预期的效果,应把握以下几个环节。

1. 做好会议的计划工作　明确会议的必要性,确定会议议题,安排会议议程,确定会议成员,安排会议时间与地点,准备会议资料,合理安排与会人员的食、住、行、医等。

2. 善于主持会议　主持会议的要领包括两个方面:一是处理好议题,即会议的主题、中心;二是应付好与会者,使之达到目标。具体地说要把握四个要点:紧扣议题、激发思维、引导合作、遵守时间。

3. 做好会议的组织协调　会议的组织协调要遵循：明确的目的性，及时的应变性，果断的决策性，适当的灵活性。

4. 做好会议总结与会后工作　会后应做好：整理会议记录，报道会议消息，宣传会议精神，对会议的执行情况进行监督与检查。

（四）护理查房

护理查房是临床护理工作中为了提高护理质量及临床教学水平而采取的一种常见的管理方式。

1. 目的　护理查房可以及时发现护理过程中的问题；促进病人及家属参与护理工作，改善护患关系；提高护理人员沟通交流的技巧和能力；促进护理人员学习护理理论，交流学习经验，提高业务技术水平；使护理人员统一认识，共同参与护理计划的制订、修改、实施，促进同级合作。

2. 程序和方法　查房前应制订计划，明确查房的目的、时间、地点、参加人、主讲人、记录人员、查房程序及必要的准备。选择合适的患者，并取得患者的同意和配合，必要时请家属参加。主讲人应做好充分的准备，并向参加者推荐有关资料，了解疾病的相关知识。主讲人进行护理报告时，应引导讨论方向，调动参加人员积极参与讨论，作出总结与评价。

3. 注意事项　查房应以患者为中心，但要避免在床前对患者进行过多的评论和过分的检查；需要回避患者的内容，应选择合适的地点进行；参加人员不宜过多，床边查房时间不宜过长；护理查房记录应予以保存。

第五节　冲突与协调

冲突是管理活动中普遍存在的现象，如何正确看待、处理冲突，是护理工作者经常面临的问题。因此，探讨产生冲突的根源，寻找处理冲突的方法，从而协调处理，提高组织的管理效能，是管理工作的重要内容。

一、冲突概述

（一）冲突的概念

冲突（conflict）是由于某种差异引起的对立双方在资源匮乏时出现阻挠行为，并被感觉到的矛盾。人与人之间由于利益、观点、掌握的信息或对事件的不同理解存在差异，就可能引起冲突。冲突这一概念包括三层含义：①必须有对立的两个方面，缺一不可。②对立双方为取得有限的资源而发生阻挠行为。③只有当矛盾被感觉时，才构成真正的冲突。

（二）冲突观念的变迁

人们对冲突在组织中作用的认识有一个逐步发展变化的过程。有下列三种基本观点。

1. 传统观念　认为所有的冲突都是有害的，具有破坏性，应当采取各种方法尽量避免。

2. 人际关系观念　认为冲突是与生俱来的。由于冲突不可能彻底消除，有时它还会对组织的工作绩效有益，组织应当接纳冲突，使之合理化。

3. 相互作用观点　认为融洽、和谐、安宁、合作的组织容易对变革的需要表现出静止、冷漠和迟钝。因此，该观点鼓励管理者维持一种冲突的最低水平，这能够使组织保持旺盛的生命力，善于自我批评和不断创新。

（三）冲突的分类

1. 根据内容可将冲突分为目标冲突、认知冲突、感情冲突和程序冲突。

2. 根据影响可将冲突分为建设性冲突和破坏性冲突 建设性冲突是指冲突双方目标一致,由于手段、途径或认识不同而产生的冲突,这种冲突对实现组织目标有积极作用;破坏性冲突是由于双方目标不同而造成的冲突,这类冲突对实现组织目标具有消极或破坏性作用。

3. 根据范围可将冲突分为人际冲突、群体冲突和组织间冲突。

（1）人际冲突:指个人与个人之间发生的冲突,即由于个人之间生活背景、教育、年龄、文化、价值观、态度和行为方式的差异,或者双方潜在利益的对立,而导致的一种对抗性相互交往方式,如护理工作中的护患冲突。

（2）群体冲突:指两个或两个以上的群体之间的冲突。多是由于有限资源的争夺,价值观和利益的不一致,所承担角色的不同,群体的需要没有获得正当的满足,以及职责规定不清等所引起的冲突。

（3）组织间冲突:指两个或两个以上的组织之间的冲突。为了生存和发展,任何组织必须与其他组织之间进行物质、能量、信息的交流。在交流过程中,经常会由于目标、利益的不一致而发生各种各样的冲突,如各个医院之间由于竞争而造成的冲突。

（四）冲突的过程

美国学者斯蒂芬·P·罗宾斯(Stephen P. Robbins)将冲突的过程分为 5 个阶段(图 6-5)。

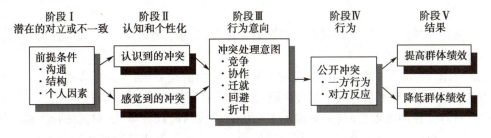

图6-5 冲突过程

1. 潜在的对立或不一致 这是产生冲突过程的第一步,这种潜在的对立并不一定导致冲突的发生,但却是冲突发生的必要条件和引起冲突的原因。

2. 认知和个性化 在这个阶段双方对相互的不一致有了情感上的投入,潜在的对立显现出来。

3. 行为意向 行为意向介于一个人的认知、情感和外显行为之间,它指的是双方有了从事某种特定行为的决策。

4. 行为 行为阶段包括冲突双方进行的说明、活动和态度。冲突行为是公开地试图实现冲突双方各自的愿望。冲突行为的强度是连续体,它从轻度的意见分歧,到公开质问,到武断的言语攻击,到威胁和最后通牒,再到挑衅性身体攻击,最后摧毁双方的共同努力。

5. 结果 冲突的结果有两个,要么是组织功能正常,提高了组织的工作绩效;要么是组织功能失调,降低了组织的工作绩效。

知识窗

斯蒂芬·P·罗宾斯

斯蒂芬·P·罗宾斯是美国著名的管理学教授,组织行为学的权威,他在亚里桑纳大学获得博士学位。曾就职于壳牌石油公司和雷诺金属公司,有着丰富的实践经验,并先后在布拉斯加大学、协和大学、巴尔的摩大学、南伊利诺伊大学、圣迭戈大学任教。

罗宾斯博士兴趣广泛,尤其在组织冲突、权力和政治,以及开发有效的人际关系技能等方面成就突出。他的研究兴趣集中在组织中的冲突、权威、政治以及有效人际关系技能的开发方面。

二、处理冲突的方法

冲突是由于双方的观点、需要和利益不一致而导致的,不仅影响个人情绪,而且还会影响组织的正常运转。管理者在处理冲突时,必须以效果为依据,讲究方式和方法,对于具体问题应具体分析,不可无条件地照搬照套。

(一)两维方式解决冲突

处理冲突应从两方面因素进行考虑权衡,即两维处理法。一方面是合作性,是指冲突发生后一方愿意满足对方需要的程度;另一方面是坚持性,是指冲突发生后某一方坚持满足自己需要的程度。在考虑合作性和坚持性因素的基础上,可产生以下五种处理双方冲突的方式。

1. 强制 冲突一方一切以满足自身利益为出发点,不考虑给对方造成的任何后果和影响,甚至不惜损人利己。

2. 合作 冲突各方都愿意在满足对方利益的共同前提下,通过协商寻求对双方都有利的解决方案。此时双方都着眼于通过采取对双方都有利的方法解决问题。

3. 回避 在冲突发生时,采取漠不关心的态度或回避双方争执、对抗的行为称之为回避。这是一种不合作也不维护自身利益的处理方法。这种方法只能维持暂时的平衡,不能从根本上解决问题,只能是权宜之计,并非长久之计。

4. 迁就 在冲突发生时,冲突一方将维持双方合作关系放在第一位,作出一定程度的自我牺牲,将满足对方需要放在高于自己利益的位置上,以保持和谐关系。

5. 妥协 冲突各方都必须以放弃部分利益为前提,在一定程度上满足对方的部分需要,以便在一定程度上满足双方的部分需要,从而形成折中。

(二)谈判或行政干预解决冲突的方法

1. 谈判解决 由冲突双方各派代表通过协商的方式解决冲突。通过谈判或相互交涉,彼此提出条件,阐明各自的观点和意见,与对方共同商讨解决方案。

2. 仲裁解决 冲突双方协商无效后,可以邀请具有一定影响力且彼此信任的第三者或较高层次的主管人员调停解决,进行仲裁,使冲突得到处理。仲裁者要具有权威性,秉公办事,铁面无私,不偏不倚。

3. 行政干预 当采取上述方法仍不能达成一致谅解时,可由上级领导运用其正式权力的权威按规章制度提出相关的处理办法,通过发出强制性行政命令,强制命令冲突双方执行。这种方式虽不能真正解决问题,但是可以阻断冲突进一步升级。

三、协调的含义和作用

(一) 协调的含义

协调(coordination),就是协商、调和的意思。协调的本质,在于解决各方面的矛盾,使整个组织和谐一致,使每一个部门、单位和组织成员的工作同既定的组织目标一致。

(二) 协调的作用

1. 减少内耗、增加效益的主要手段　有效协调可以使组织活动的各种相关因素相互补充,相互配合,相互促进,免除工作的推诿和重复,减少冲突和摩擦,调动各方面的积极性,达到提高组织的整体效率、增加效益的目的。

2. 增强组织凝聚力的有效途径　由于人们的行为动机、知识结构、道德准则、性格特征以及需求、追求等方面的差异,不可避免地会产生种种矛盾。要使组织内部各成员团结一致,齐心协力,需要领导者以极大的精力和高超的技艺加以有效协调。

3. 调动员工积极性的重要方法　搞好协调工作,可以使组织内部各成员团结合作,增强责任感,调动积极性,充分发挥出每个人的聪明才智,使组织工作充满生机和活力。

四、协调的原则和要求

(一) 协调的原则

1. 目标导向　组织目标是工作关系协调的方向。任何协调措施都不能脱离组织既定的目标。只有围绕统一目标,把各方面力量组织起来,协调才能成为现实。

2. 勤于沟通　护理管理者为了使组织和个人之间保持协调一致,就必须不断进行有效沟通。通过人与人之间、部门与部门之间的直接接触,达到彼此交换意见、沟通思想、协同合作的效果。

3. 利益一致　利益是工作关系协调的基础。协调、平衡好利益关系是协调工作的重要基础。其中物质利益是最主要、最基本的利益关系。领导者公平合理地分配,是减少矛盾和解决矛盾的重要条件。

4. 整体优化　通过协调可使整个组织系统的运行达到整体优化状态。这就需要管理者对各种影响因素的质量、数量及结合效应进行科学的分析,进而通过个体优化的组合,形成整体优势,取得理想的整体效益。

5. 原则性和灵活性相结合　协调工作应有原则性,这是一切活动的准则。灵活性是指在不违背原则的前提下,为了实现组织目标而作出的一些让步、牺牲、妥协、折中与变通等。

(二) 协调的基本要求

1. 及时协调和连续协调相结合　管理者要及时发现和解决各种矛盾和问题,以减少工作中的损失,避免各方面之间的矛盾激化,便于解决问题。因此,协调时管理者应做到防微杜渐。此外,协调也是一个动态的过程,须注意其连续性。

2. 从根本上解决问题　管理者必须深入问题的内部,找出问题产生的根源,对症下药。这样才能从根本上解决矛盾,使问题一个个减少,而不是此消彼长。

3. 调动当事者的积极性　协调是为了解决问题,消除隔阂,推动工作。因此,能否调动起当事者的积极性,是协调成功与否的一个检验标准。

4. 公平合理　公平是减少矛盾和解决矛盾的重要条件,合理是各种要素配置达到科学化、最优化的基本要求。管理者在协调时要努力做到公平合理。

5. 相互尊重 协调的实质是处理人际关系,而处理人际关系需要互相尊重,互相关心。领导者应尊重员工的人格,尊重员工的首创精神,谦虚有礼,平等相待,才能调动员工的工作积极性。

五、协调的具体方法

协调方法的选择和应用,对协调效果有着直接的影响。常用的协调方法主要有以下几种。

1. 目标协调 即通过下达目标,统一人们的思想,调节人们的行动,求得整个组织工作的协调。目标的制订必须明确、具体、可行,同时通过各种措施使之成为全体成员的共同愿望。只有在统一思想的基础上自觉行动,才能达到有效协调的目的。

2. 组织协调 即通过组织系统,利用行政方法直接干预和协调组织的各个环节和方面,使整个组织工作保持良好的秩序。组织协调应以权力为保障,运用协商的方法与员工心平气和地坐到一起来商量解决问题,防止和避免单纯运用权威带来的弊端。

3. 经济协调 即通过经济利益使组织或个人的行为向实现目标的方向发展。运用工资、奖金、福利等经济手段进行利益诱导,同时规定相应的经济合同、经济责任,从物质利益上处理各种关系,调动各方面的积极性。

4. 法纪协调 即通过法律、法规或规章制度的制订和执行,来约束和规范组织或个人的行为。规章制度是协调活动的重要手段,也是协调所依据的准则。规章制度的制订要明确具体,执行要严格有力,不徇私情,体现出法纪的真正权威性。

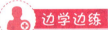

边学边练

实训2 激励理论在护理工作中的应用

（王晓玲）

自测题

一、A1 型题

1. 不属于领导者职位权力的是( )
   A. 奖赏权   B. 专长权   C. 强制权
   D. 法定权   E. ACD 都是

2. 构成领导者权力性影响力的主要因素有( )
   A. 品格因素   B. 才能因素   C. 知识因素
   D. 资历因素   E. 感情因素

3. 领导工作的原理不包括( )
   A. 指明目标   B. 命令一致   C. 间接管理
   D. 激励士气   E. 协调目标

4. 以下选项不属于领导方式理论的基本领导方式是( )
   A. 说服型领导   B. 专权型领导   C. 放任型领导
   D. 民主型领导   E. BCD 都是

5. 在管理方格理论中,最理想有效的行为类型是(　　)

A. 1.1 型　　　　　　B. 9.1 型　　　　　　C. 1.9 型

D. 9.9 型　　　　　　E. 5.5 型

6. 马斯洛的人类需要层次理论着重研究(　　)

A. 组织理论　　　　　　　　B. 人际关系

C. 人的情绪　　　　　　　　D. 人的需要、动机和行为

E. 一般管理原理和高层管理效率

7. 期望理论认为,激励水平的高低与以下因素**无关**的是(　　)

A. 期望值　　　　　　B. 成就感　　　　　　C. 关联性

D. 效价　　　　　　　E. ACD 都是

8. 关于公平理论,以下描述**错误**的是(　　)

A. 公平即经济报酬平等　　　　B. 报酬的公平与否会影响员工的积极性

C. 公平不是平均主义　　　　　D. 客观评价工作业绩是公平分配的前提

E. 绝对公平是不存在的

9. 归因理论引导护理人员将成功归因于(　　)

A. 任务的难度、机遇　　B. 能力、努力　　　　C. 能力、机遇

D. 任务的难度、努力　　E. 以上都不是

10. 人际关系观念认为冲突是(　　)

A. 具有破坏性　　　　B. 合理的　　　　　　C. 应当避免

D. 有害的　　　　　　E. 以上都不是

二、A2 型题

11. 内容型激励理论着重研究人的需要内容和结构,及其如何推动人们的行为,下列属于内容型激励理论的是(　　)

A. 归因理论　　　　　　B. 双因素理论　　　　C. 强化理论

D. 期望理论　　　　　　E. 公平理论

12. 患者,男,25 岁。车祸导致脾破裂,出血 1200ml,护士此时首先应满足患者的需要是(　　)

A. 生理的需要　　　　　B. 安全的需要　　　　C. 爱与归宿的需要

D. 自尊和尊重的需要　　E. 自我实现的需要

13. 患者,王某,25 岁,身高 160cm,体重 80kg。由于肥胖,患者每日有意识地在饮食方面加以控制,以减轻体重,最终使控制饮食的行为得到强化。这属于(　　)

A. 正强化　　　　　　B. 负强化　　　　　　C. 惩罚

D. 消退　　　　　　　E. 减弱

14. 强化理论是斯金纳操作条件反射理论的核心,以下关于该理论的描述正确的是(　　)

A. 对于某一护士,所使用的强化手段尽量不变

B. 负强化与惩罚本质上是一回事

C. 实施负强化效果显著,护士可以经常采用

D. 尽量使用正强化

E. 惩罚时可以不用说明理由

15. 把自己的情感置身于说话者的位置上,即换位思考,这种倾听技巧指的是( )

A. 专注   B. 接受   C. 移情

D. 对完整性负责   E. 听弦外之音

16. 患者,男,80岁。因肺炎住院治疗。患者听力严重下降,护士在与其沟通过程中做法**不妥**的是( )

A. 可以通过触摸加强沟通的效果   B. 让患者看见护士的面部表情和口形

C. 进行适当的小结   D. 用手势和面部表情辅助信息的传递

E. 让患者用点头或摇头来回答问题

三、A3/A4 型题

(17~20 题共用题干)

某医院改善了职工王某的工作条件,但是王某的工作积极性和主动性并没有提高。不久,王某接到了一项具有挑战性的任务,他的积极性特别高。

17. 为调动王某的积极性,医院运用的激励理论是( )

A. 需要层次理论   B. 双因素理论   C. 期望理论

D. 公平理论   E. 归因理论

18. 调动王某积极性的因素属于( )

A. 保健因素   B. 维持因素   C. 激励因素

D. 外在因素   E. 以上都不是

19. 该理论认为,属于激励因素的是( )

A. 人际关系   B. 工作条件   C. 组织政策

D. 工资水平   E. 工作上的成就感

20. 该理论在护理管理中的应用**错误**的是( )

A. 应提供充分的保健因素   B. 提供充分的激励因素

C. 化保健因素为激励因素   D. 应注意发挥两种因素的作用

E. 保健因素和激励因素是不可转化的

第七章　控 制 工 作

学习目标

1. 具有应用控制理论和控制方法提高护理质量的意识。
2. 掌握控制的概念和控制的类型。
3. 熟悉控制工作应遵循的原则和基本过程。
4. 了解控制工作方法和有效控制系统的特征。
5. 学会根据护理工作的特点,确定护理管理控制的关键点。

　　控制职能是管理活动五大职能中的最后一环,同其他管理职能相比,具有不同的性质、内容和方法。有效的控制能够保证各项工作按计划运行,使得整个管理过程顺利运转,循环往复,以保证组织目标的实现。

　　法约尔曾说:"控制就是核实所发生的每一件事是否符合制订的计划、发布的指示以及确立的原则。其目的是指出计划实施过程中的缺点和错误,并予以纠正和防止再犯。控制在每件事、每个人、每个行动上都起着重要的作用。"

导学案例与思考

导学案例:

　　为创建优质护理服务示范病房,提升病人对护理工作的满意度,呼吸内科的刘护士长制订了病区"以病人需求为第一选择,以病人满意为第一标准"的服务口号,激励护士为病人提供优质服务;细化了呼吸内科护士行为规范,并组织大家学习;检查和指导低年资护士各项工作的完成情况,经常参与、指导危重病人的护理;制订了病人对护士工作的满意度调查问卷,面向出院病人进行调查,针对病人的意见和建议,不断改进工作。在"5·12"国际护士节,呼吸内科病区光荣地被评为"全国优质护理服务示范病房"。

请思考:

1. 刘护士长所采取的前馈控制、过程控制和反馈控制的管理措施有哪些?
2. 前馈控制、过程控制和反馈控制的优缺点是什么?

第一节 概 述

一、控制的基本概念

（一）控制的概念

控制（control）是按照既定的目标和标准，对工作情况进行监督、检查和评价，发现偏差，并及时纠正偏差，实现组织目标的活动过程。这一概念包含了三层含义：①控制是一个过程，包括管理人员为保证实际工作与计划和目标相一致所采取的一切活动。②控制是通过"监督、检查"和"纠正偏差"来实现的。③控制的目的是保证组织目标的实现。

（二）控制和其他职能的关系

1. 对执行计划的保障作用 计划与控制密切相关，计划和目标决定控制的方向，控制为实现目标服务。在执行计划、实现目标的过程中，组织内、外部环境和条件会发生许多变化，这些变化会影响或阻碍目标的实现，加之护理管理者及护士自身素质、知识、技能、经验等限制，也会使得执行计划出现偏差。因此，组织必须建立健全控制系统，进行全程有效的监督、检查，及时发现和纠正偏差，保证计划的顺利执行。

2. 在管理各项职能中的关键作用 控制工作通过发现及纠正偏差与其他各项管理职能紧密地结合在一起。控制不仅可以维持各项职能的正确活动，而且必要时可以改变其他职能的活动，保证管理工作的正常运转。在护理工作中，护理管理者的责任就是运用控制职能来监督、推动各项管理活动顺利向前发展。

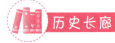
历史长廊

控制论的创始人——维纳

诺伯特·维纳（Norbert Wiener）（1894—1964），美国应用数学家，美国国家科学院院士，哈佛大学哲学博士。诺伯特·维纳是"探索型"科学家，是20世纪下半叶兴起的科学技术革命的先驱者。他具有敏锐的哲学头脑，除了在数学上卓越成就外，还创建了控制论，著有《控制论》和《控制论和社会》等。

少年时期的维纳是个名副其实的"神童"。他3岁就能读书、写字，7岁就能读懂但丁和达尔文的著作，14岁从塔夫茨学院毕业，18岁在哈佛大学获得博士学位。

维纳20世纪30年代开始通讯理论的研究，把通讯作为统计过程处理，这是控制论的基本理论之一。30年代末，他与计算机科学家毕格罗、神经生物学教授阿托罗·罗森布鲁特在一些问题上达成共识。1943年，三位不同领域的科学家合作文章《行为、目的和目的论》，提出了控制论的基本概念。几年后，维纳的专著《控制论》公之于世。

二、控制的类型

按照不同分类方法，控制可分为多种类型。依据控制点的位置，可以分为前馈控制、过程控制和反馈控制；依据控制活动的性质，可以分为预防性控制和更正性控制；依据控制的手段，可以分为直接控制和间接控制；依据实施控制的来源，可以分为内部控制和外部控制。

以上的分类方法不是孤立的，有时一种控制活动依据不同分类方法可以同时属于几种类型。例如在护理管理工作中,护理管理者通过制订规章制度、护理技术操作规范等来约束护士的行为,属于间接控制;这些制度和规范能发挥预防性控制的作用;而护士长对照制度和规范检查护士的工作,既属于直接控制,也属于过程控制。

下面重点介绍依据控制点位置不同,即纠正偏差措施的作用环节不同而划分的前馈控制、过程控制和反馈控制三种类型(图7-1)。

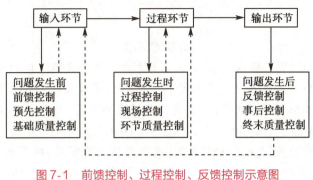

图7-1 前馈控制、过程控制、反馈控制示意图
——→ 信息流向 ------→ 纠正措施

(一)前馈控制(feedforward control)

前馈控制又称预先控制、基础质量控制等,是实际工作开始之前,对输入环节所采取的控制。管理人员常运用获取的最新信息并结合上一个控制循环中的经验教训,充分估计各种因素对计划的影响,通过防止应用于计划执行中的各种资源在质和量上发生偏差而实施的预防性控制。前馈控制的优越性是面向未来,能够"防患于未然",是一种比较理想、有效而经济的控制类型。

在护理管理中,前馈控制的实例很多,如为保证护理工作的基础质量,对护理人员素质、急救物品质量、医疗器械质量、环境设施配备、规章制度等所进行的控制,都属于前馈控制。

(二)过程控制(process control)

过程控制又称现场控制、环节质量控制等,是在计划执行的过程中对工作环节所实施的控制。现场控制贯穿于管理的全过程,管理者通过进行现场观察、检查指导和纠正偏差来提高工作质量,实现预期目标。

过程控制因管理者的监督和指导而兼有培训员工的作用,从而提高员工的工作能力和自我控制能力。例如科护士长检查发现某病区治疗室内清洁区和污染区划分不清,病区护士长巡视发现某护士操作中违反操作规程,都有责任立即予以纠正,提出改进措施。过程控制的有效性取决于管理者的个人素质、工作作风、专业知识和技能水平及管理能力。

(三)反馈控制(feedback control)

反馈控制又称事后控制、终末质量控制等,是在行动结束之后,对输出环节所进行的控制。主要通过对行动结果进行测量和评价,与预期目标或标准进行比较,发现偏差,对发生的偏差采取相应的措施,并指导下一控制循环,防止偏差再度发生。尽管反馈控制对于已经发生的偏差和造成的损失几乎于事无补,但是能够达到"惩前毖后"的目的,是历史最悠久的控制类型。

在护理质量控制中的"基础护理、护理安全、病房管理等的达标率","压疮发生率"及

"护理文书书写合格率"等统计指标都属于反馈控制指标。

以上三种控制各有特点,但在护理工作中往往交叉使用,前馈控制虽然可以防患于未然,但有些事件是防不胜防的,需要辅以过程控制,而无论是前馈控制还是过程控制,都需要反馈控制来检验。另外,在系统发展过程中,对前一个管理循环来说是反馈控制,但对下一个管理循环是前馈控制。

知识窗

扁鹊的医术

扁鹊三兄弟均从医。根据典记,魏文王曾求教于名医扁鹊:"你们兄弟都精于医术,谁是医术最好的呢?"扁鹊答:"大哥最好,二哥次之,我最差。"魏文王不解地说:"请你介绍得详细些。"扁鹊解释:"大哥治病,是在病情发作之前,病人自己尚不觉得有病,大哥就下药铲除了病根,但他的医术也因此未被人认可,所以没有名气,只有在我们家中被推崇备至。二哥治病,是在病初起之时,症状尚不十分明显,病人也没有觉得十分痛苦,二哥就能药到病除,但乡里人都认为二哥只能治小病而已。我治病,都是在病情十分严重之时,病人痛苦万分,家属心急如焚。此时,他们看到我在经脉上穿刺放血,或在患处敷以毒药以毒攻毒,或动大手术切除病灶,使重病人病情得到迅速缓解或治愈,所以我名闻天下。"魏文王大悟。

三、控制的原则

1. 与计划相一致原则 目标决定控制的方向,计划是实施控制工作的依据,因此控制系统和控制方法都应该反映计划的要求。控制与计划相一致,才能更好地发挥作用。

例如,提高临床护理服务质量与提高临床护理教学质量的具体计划不同,其控制系统、控制方法和控制标准就应符合各自计划的特点与要求。

2. 组织机构健全原则 控制工作是一项带有强制性的管理活动,要实现有效的控制,必须有健全而强有力的组织机构作保证,而控制活动也应按一定的组织层次进行。健全的组织机构同时还应具备畅通的信息沟通渠道,保证工作信息或纠正偏差指令能够迅速地上传下达,提高控制活动的效率。

例如,在护理质量控制过程中,全院成立护理部-科护士长-护士长三级质量控制体系,由护理部成员、科护士长和各学科带头人组成院级护理质量控制组,对全院各项护理质量负责,每月或每季进行质量考评;由各科护士长和病区护士长组成科护士长级的护理质量控制组,对全科的各项护理质量负责,每周或每月进行质量考评;由病区护士长和质量控制员组成护士长级的护理质量控制组,对病区的各项护理质量负责,每天或每周进行质量考评。护理质量控制层层进行,护理部主任能够很快通过科护士长、病区护士长掌握偏差信息,并能明确责任,及时纠正偏差。

3. 控制关键点原则 在控制工作中,由于受到时间、精力和财力等的限制,管理人员不可能也不应该对组织中每个部门、每个人、每个工作环节、每时每刻都予以控制。有效的控制应该是对影响计划实施,影响目标实现的关键环节进行控制。坚持控制关键点的原则,可以扩大管理幅度,降低管理成本,提高管理工作效率。

护理管理者应着重于那些对计划完成有举足轻重作用的关键问题,发现与计划不相符合的重要偏差,并及时予以纠正。例如基础护理质量、危重病人的病情观察、消毒隔离管理、护理安全管理、护理常规的落实等都是护理质量管理中的关键环节,控制了这些关键,也就把握了护理工作的全局。

4. 直接控制原则 即主管人员及其下属的工作质量越高,就越不需要对工作进行间接控制。直接控制原则的前提是拥有高素质的主管人员和合格的下属,能防止偏差和及时察觉、纠正偏差。

因此,在护理管理中,领导者应重视选拔优秀的管理者担任护理部主任、护士长;护士长应注重培养、教育护理人员,提升护士素质。护士是护理质量最重要的监控者。

5. 灵活控制原则 控制的灵活性是指控制系统本身要能够适应主客观条件的变化,适时调整控制,持续地发挥作用。任何组织都处在一个不断变化的环境中,灵活控制要求控制系统要有一定的灵活性,控制工作的标准、衡量工作的方法等能够随着情况的变化而变化。如果管理者控制工作机械而僵化,教条地要求下属不折不扣地执行不适用的甚至错误的计划,会在偏差的道路上越走越远。

6. 经济性原则 经济性是指控制活动应该以较少的费用支出获得较大的收益,即纠偏成本要小于偏差可能造成的损失。只有当控制所产生的收益大于控制所需要的消耗时,控制才有意义。提高控制工作的经济性,一是要坚持适度控制、控制关键点原则,即根据组织规模的大小,控制问题的重要程度,对进行控制活动所需要支出的费用和由控制而产生的收益进行分析;二是要保持纠正偏差方案的最优化原则,从各种纠偏方案中选择成本效益最好的。

第二节 控制的基本过程和方法

一、控制的基本过程

控制工作贯穿于整个管理过程的始终,同其他管理活动一样具有一定的程序。控制的基本过程包括三个步骤:确立标准、衡量绩效、纠正偏差。三个步骤相互关联,缺一不可。

(一)确立控制标准

确立控制标准是控制工作的前提。标准是评定工作成绩的尺度,是衡量实际工作绩效的依据和基础。如果没有标准,检查和衡量工作就失去了依据,控制就成了无目的的行动。

1. 确立控制对象 进行控制之前首先要解决的问题是"控制什么",即确立控制对象。控制的目的是确保组织目标的实现,凡是影响组织目标实现的因素都是控制的对象。然而,在实际管理工作中,影响因素很多,要分析这些因素对实现目标的影响程度,从中挑选出具有重要影响的因素,把它们作为控制的对象。护理管理的重点控制对象有护士、病人、时间、操作规程、职责和规章制度、环境和物品等。

2. 选择控制关键点 重点控制对象确定后,还需进一步选择控制的关键点,才能制订控制标准。护理质量控制的控制对象与控制关键点(表7-1)。

表7-1 护理质量控制的控制对象与控制关键点（举例）

控制对象	控制关键点
1. 护士	高危护士：新上岗的护士、实习护士、进修护士、近期遭受重大生活事件的护士等
2. 病人	高危病人：疑难重症病人、新入院病人、大手术后病人、接受特殊检查和治疗的病人、有自杀倾向的病人、老年和婴幼儿病人等
3. 时间	高危时间：交接班时间、节假日、午间、夜间、护士考试前等
4. 操作规程、职责和规章制度	关键制度：分级护理制度、消毒隔离制度、交接班制度、危重病人抢救制度、安全管理制度等
5. 环境	高危科室：急诊科、手术室、消毒供应中心、重症监护中心、新生儿病房、血液透析室、产房、高压氧治疗中心等
6. 物品	高危设备和药品：急救设备、重症监护仪器设备、急救药品、麻醉药品、高渗药品、高腐蚀性药品等

3. 制订标准　标准可以是多种多样的，最理想的是以可考核的目标直接作为标准，但更多的情况是将某一计划目标分解为一系列的控制标准。标准可分为定量标准和定性标准，管理者应尽量将标准量化，使其具有可操作性，便于考核，实在不能或不宜量化的，也要制订易于操作的定性标准。例如，新生儿室护理质量控制标准有：使用腕带新生儿身份识别正确率达100%，医务人员洗手正确率达100%等；在对病人开展护理工作满意度的调查中，可以通过了解护士接待病人是否热情、回应床头呼叫是否及时、静脉穿刺技术是否熟练等来评价。

（二）衡量工作绩效

对照标准衡量实际工作绩效，是控制工作的第二步。是将实际工作情况或结果与计划要求或标准进行比较，确定是否出现偏差。

管理者应依据标准，对实际工作成效进行客观公正的分析和评价，而不能主观臆断。护理管理者可以通过个人观察、建立工作汇报制度、建立监督检查机构等方式，定期和随机地获取大量真实的控制信息，以发现护理质量管理过程中的问题。

（三）采取措施纠正偏差

纠正偏差是控制过程的最终环节，也是控制工作的关键。管理者应从控制系统的内部管理和外部环境两方面分析问题的性质，找出产生偏差的原因，然后再采取措施纠正偏差，实现预定目标。针对那些直接影响组织正常活动的急迫问题，要求以最快的速度采取临时性应急措施纠正偏差，避免造成更大的损失。待危机缓解以后，通过对引起偏差的问题深入分析，挖掘问题的真正原因，采取永久性的根治措施，消除偏差产生的根源和隐患，杜绝偏差的再度发生。

二、控制的基本方法

1. 目标控制　目标控制是管理活动中最基本的控制方法之一，是将总目标分解成不同层次的分目标，形成目标体系，确定目标考核方法，将受控系统的执行结果与其预期目标进行对比，发现问题，及时采取纠正措施。在护理管理中实行目标管理和控制能够极大地激发护士的工作潜能。

2. 质量控制　质量控制是指产品、过程或服务为达到规定的质量要求所采取的技术和活动。质量控制的基础是质量标准,质量标准是检查和衡量质量的依据。

各类护理工作质量检查标准、各种护理技术操作规范、各项规章制度等都属于护理质量标准的范畴。由于护理质量的好坏直接关系到人的生命与健康,因此护理质量控制要求实施从护理服务质量到护理工作质量的全方位综合性控制,坚持贯穿护理工作的基础、环节和终末全过程。

3. 人事管理控制 人事管理控制的核心是对组织内部人力资源的管理,分为人事比率控制和人事管理控制。人事比率控制是分析组织内各种人员的比率,如床位与护士数量配备比率、医护比率等是否维持在合理的水平上,以便采取调控措施。人事管理控制是对组织成员在工作中的德、能、勤、绩等进行客观公正的考核和评价。例如采取直接巡视和系统的周期性的考核相结合的方式评价护士工作绩效,作为晋升、奖惩的依据。

4. 预算控制 预算控制属于前馈控制,是一种数字化的计划。预算控制的优点主要是:方便检查、考核和评价;帮助管理者对组织的各项活动统筹安排,有效地协调各种资源。但预算控制应用预算数字来制订计划,也会导致控制缺乏灵活性。

5. 组织文化与团体控制 组织文化和团体控制不是通过外部强制发挥作用,而是通过建立与分享价值观、组织规范、行为准则、工作作风、团队意识等,对组织内个人和群体行为施加影响。护理管理中建立护理组织文化,通过内化护士的价值观和规范,约束指导护士行为。例如树立护士形象、倡导护理服务宗旨、传唱护士之歌、举行护士授帽和宣誓仪式等均属于此种控制。

三、有效控制系统的特征

控制系统是指组织中具有监督和行为调节功能的管理体系,包括受控和施控两个子系统。护理管理的受控系统,即控制的对象,一般分为人、财、物、作业、信息和组织的总体绩效等。护理施控系统有两种常见的类型:一是护理部-科护士长-病区护士长三级护理管理组织形式;二是护理部或总护士长-病区护士长二级护理管理组织形式。各级护士既是受控的客体,又是对下一级护士进行控制和自我控制的主体。

一个有效的控制系统可以保证各项计划的落实,保证各项工作朝着既定的目标前进。具有以下特征:

1. 目的性 控制受目标的指引,为目标服务。有效的控制系统必须具有明确的目的。例如在护理管理中,护理安全、护士的技术水平和服务态度是影响护理质量的最主要问题,因此护理质量控制的关键目标是在确保护理安全的基础上,不断提高护士的技术水平和改善服务态度。

2. 及时性 控制的基础是信息。获得实时信息,及时发现计划执行中的问题,迅速采取应对措施进行纠正,不仅关系到控制的效率、管理的效率,更关系到计划目标能否实现。例如急救仪器损坏没有及时发现、对病人病情观察不及时等,都能导致错过抢救病人的最佳时机。

3. 客观性 控制应该是客观的,应避免因为主观因素的介入造成评价上的偏差。在控制过程中,最容易受主观因素影响的是对人的绩效评价。例如晕轮效应、首因效应等心理效应会影响为控制系统提供准确、客观的评价信息。在控制工作中,护理管理者要全面了解,正确分析,客观评价;注意防止心理效应对评价工作的负面影响,避免个人偏见和成见。

4. 预防性 有效控制还应具有预防性。控制系统在制订计划和控制标准时,要能预见计划执行过程中可能出现的偏差,针对可能出现的偏差,预先采取防范措施。例如在护理管理过程中,加强急救物品的管理,使其处于完好的应急状态,以此来保证危重病人的抢救质量;制订完善的护理技术操作规范,并督促护士学习和遵守,都体现了控制的预防性。

5. 促进自我控制 有效的控制系统应该是员工认同的系统,控制活动应得到组织成员的信任、理解和支持,并能够促进员工的自我控制。自我控制可以克服他人控制的消极影响,不仅可以激发组织成员的潜能,调动工作积极性,而且还可以减少控制费用,提高控制的及时性和准确性。员工主动自愿地控制自己的工作活动,是实施控制的最好办法。

(战金霞)

 自测题

一、A1 型题

1. 检查各项工作是否按标准、计划执行,体现了管理的(　　)
   A. 计划职能　　　　　　　B. 组织职能　　　　　　　C. 人员管理职能
   D. 领导职能　　　　　　　E. 控制职能

2. 下列关于控制职能的描述,正确的是(　　)
   A. 激励员工完成组织目标
   B. 对未来的行动作出具体的安排
   C. 通过组织设计、资源配置为计划的有效实施创造条件
   D. 通过监督和纠正偏差保证组织目标的实现
   E. 人力资源的有效利用和开发

3. 根据纠正偏差措施的作用环节不同,可将控制分为(　　)
   A. 直接控制和间接控制　　　　　　　　B. 质量控制、目标控制和预算控制
   C. 前馈控制、过程控制和反馈控制　　　D. 预防性控制和更正性控制
   E. 内部控制和外部控制

4. 下列控制措施属于前馈控制的是(　　)
   A. 实行护士资格准入制度　　　　　　　B. 护士自我控制
   C. 患者满意度调查　　　　　　　　　　D. 护理人员绩效考核
   E. 护理部主任到临床科室督查

5. 注重于对工作结果进行检查、评价并督促改进属于(　　)
   A. 前馈控制　　　　　　　B. 同期控制　　　　　　　C. 过程控制
   D. 反馈控制　　　　　　　E. 现场控制

6. 下列选项**不属于**控制基本原则的是(　　)
   A. 与计划相一致原则　　　B. 控制关键点原则　　　　C. 全面控制原则
   D. 灵活控制原则　　　　　E. 直接控制原则

7. 有效控制应该是对影响计划实施、目标实现的关键问题进行控制,体现了(　　)
   A. 与计划相一致原则　　　B. 控制关键点原则　　　　C. 组织机构健全原则
   D. 灵活控制原则　　　　　E. 例外情况原则

8. 控制过程的首要步骤是(　　)
   A. 确定标准　　　　　　　B. 收集信息　　　　　　　C. 衡量成效

D. 找出偏差　　　　　　　　　E. 纠正偏差

9. 控制工作最关键的步骤是(　　)

　　A. 确定标准　　　　　　B. 收集信息　　　　　　C. 衡量成效

　　D. 找出偏差　　　　　　E. 纠正偏差

二、A2 型题

10. 护士小齐为患者输血过程中,发现输血袋破损,有漏血现象,她立即同血库联系退换事宜。这种控制类型属于(　　)

　　A. 预先控制　　　　　　B. 现场控制　　　　　　C. 结果控制

　　D. 间接控制　　　　　　E. 后馈控制

11. 某三甲医院在招聘护士的说明中要求应届毕业护生持有护士执业资格考试合格证并且身体健康,这种控制手段属于(　　)

　　A. 前馈控制　　　　　　B. 过程控制　　　　　　C. 结果控制

　　D. 成本控制　　　　　　E. 直接控制

12. 科室护士长每个月都要将护理质量检查结果反馈给各病区,组织针对护理差错及护理投诉开展讨论,促进护士们提高认识和改进工作质量。这种做法属于(　　)

　　A. 前馈控制　　　　　　B. 过程控制　　　　　　C. 反馈控制

　　D. 直接控制　　　　　　E. 间接控制

三、A3/A4 型题

(13~15 题共用题干)

为提高夜班护理工作质量,某三甲医院护理部制订了护士长夜班总值班制度。夜班值班护士长随时巡视病房,了解夜班护理情况并对护理人员进行业务指导和心理支持。每月末,护理部都将本月夜班存在的问题分析总结,反馈给各科室。

13. 该院制订护士长夜班总值班制度以加强夜班护理工作质量控制,属于(　　)

　　A. 前馈控制　　　　　　B. 过程控制　　　　　　C. 结果控制

　　D. 成本控制　　　　　　E. 直接控制

14. 夜班值班护士长巡视病房检查、指导夜班护士工作,属于(　　)

　　A. 前馈控制　　　　　　B. 过程控制　　　　　　C. 结果控制

　　D. 后馈控制　　　　　　E. 预先控制

15. 护理部将每月夜班存在的问题分析、总结,并反馈给各科室,促进夜班质量提高。属于(　　)

　　A. 前馈控制　　　　　　B. 同期控制　　　　　　C. 过程控制

　　D. 反馈控制　　　　　　E. 现场控制

第八章 护理质量管理

学习目标

1. 具有护理质量管理意识。
2. 掌握质量、质量管理、护理质量管理的概念;PDCA 管理循环。
3. 熟悉品管圈的概念;护理质量评价的内容;护理质量标准的分类与内容。
4. 了解护理质量管理的原则;护理质量评价的形式;临床护理活动质量评价的内容。
5. 学会运用 PDCA 管理循环提高患者满意度。

　　护理质量是医疗机构的重要考评指标,也是推动医疗机构发展的助力,更重要的是其直接关系到服务对象的生命与健康,而高质量的护理服务必须通过实施高水平的护理质量管理来实现。护理质量管理是护理管理的核心,只有强化质量管理意识,持续进行科学有效的质量改进,才能为服务对象提供安全、优质、高效的护理服务。

第一节　护理质量管理概述

导学案例与思考

导学案例:

　　患者,女,75 岁,诊断为胃癌。在某医院行胃癌根治术,回到重症监护室后,双下肢一直呈青紫,于是责任护士准备热水袋(60℃)并置于患者小腿旁,1 小时后,护士再次观察,才发现患者小腿部出现了一个大水疱。由于患者机体功能较差,水疱破溃后迟迟不愈合,加重了病人的痛苦,也影响了医院的形象。

请思考:

1. 护理质量管理的重要性是什么?
2. 如何通过护理质量管理,避免类似事件再次发生?

一、质量管理的相关概念

　　1. 质量(quality)　质量即"品质",就是产品、工作过程或服务满足顾客要求的优劣程度。一般包含三层含义,即规定质量、要求质量和魅力质量。规定质量指产品或服务达到预定标准;要求质量指产品或服务满足顾客的要求;魅力质量指产品或服务的特性远远超出顾客的期望。在医疗护理服务中,既有为服务对象的技术服务质量,也有其他社会服务质量。

2. 质量管理(quality management) 质量管理是组织为使产品或服务质量满足不断更新的质量要求,达到顾客满意,而开展的策划、组织、实施、控制、检查、审核及改进等有关活动的总和。核心是制订、实施和实现质量方针与目标。质量管理是各级管理者的职能,要求组织的全体成员参与并承担相应的责任。

3. 全面质量管理(total quality management,TQM) 是指为了保证和提高服务质量,综合运用一整套质量管理体系、思想、方法和手段进行的系统管理活动。全面质量管理由美国工程师阿曼德·费根堡姆(Armand Vallin Feigenbaum)在1961年首先提出,强调"全面管理、全程管理、全员管理"和管理方法的多样化。有以下含义:强烈地关注顾客;持续不断地改进;改进组织中每项工作的质量;精确地度量;向员工授权。

4. 持续质量改进(continuous quality improvement,CQI) 是指在现有水平上持续、渐进地提高服务质量、服务过程及管理体系有效性和效率的循环活动。目的就是让组织自身和服务对象得到更多的利益,如更低的消耗、更低的成本、更低的价格、更多更高质量的产品和服务等。持续质量改进是全面质量管理的重要组成部分,是质量管理的灵魂。

 知识窗

质量观的演变

质量观经历了4个不同的阶段。

1. "符合性质量"阶段 始于20世纪40年代,基本观点:质量以符合现行标准的程度作为衡量依据。"符合标准"就是合格的产品质量,符合的程度反映了产品质量的水平。

2. "适用性质量"阶段 始于20世纪60年代,基本观点是:质量应该以适合顾客需要的程度作为衡量的依据,开始把顾客需求放在首要位置。

3. "满意性质量"阶段 始于20世纪80年代,质量管理进入全面质量管理阶段。核心是"全面顾客满意",它涉及组织运行的全部过程,组织的全体员工都应具有质量管理的责任。

4. "卓越性质量"阶段 始于20世纪90年代,基本观点:顾客对质量的感知远远超出其期望,使顾客感到惊喜,质量意味着没有缺陷。

二、护理质量和护理质量管理的概念

(一)护理质量

护理质量(nursing quality)指护理的工作表现及服务效果的优劣程度。集中表现在护理服务符合规定要求,如护理职业道德规范、操作技术规程等,并满足服务对象需要的程度。

护理质量体现护理人员的理论知识、护理技能、工作效率、服务态度和护理效果的综合水平,服务对象的满意度是非常重要的质量指标。传统的护理质量主要指临床护理工作质量,如医嘱执行是否准确、及时;文件书写是否正确、清晰;生活护理是否到位;规章制度是否落实等。随着医学模式的转变,社会的进步,科学的发展,人民生活水平的提高,赋予了护理质量更深层次的内涵。护理服务需要面向维护健康和促进健康,树立整体护理观念,从生理、心理、精神、社会、文化等各个层面帮助人们提高健康水平和生命质量。

（二）护理质量管理

护理质量管理（management of nursing quality）是指按照护理质量形成的过程和规律，对构成护理质量的各要素进行计划、组织、协调和控制，以保证护理工作达到规定的标准和满足服务对象需要的活动过程。这一定义有以下几层含义：第一，开展护理质量管理必须建立护理质量管理体系并有效运行，护理质量才有保证。第二，要制订护理质量标准，有了标准，管理才有依据。第三，对护理过程构成护理质量的各要素，按标准进行质量控制，才能达到满足服务对象需要的目的。

三、护理质量管理的意义

优良的护理质量是医疗效果的重要保证，但这有赖于科学有效的护理质量管理。加强护理质量管理，意义深远。

1. 有利于服务对象需要的满足　随着现代医学科学的发展，服务对象对医疗护理的期望值越来越高。护理质量管理，旨在树立"生命质量第一""安全第一""一切为患者服务"的思想，根据服务对象的需要不断地拓展和调整护理服务的内容和方式，协调各项护理工作，以最佳的技术、最低的成本、最少的时间，为服务对象提供最优质的服务，满足其各方面的需要。

2. 有利于护理队伍的建设　优良的服务质量是以优秀的护理队伍为基础的。护理人员只有掌握了质量要求的基本标准和准则，才能在工作中自觉维护护理质量。护理质量管理强调各级护理人员都是组织的一分子，需重视人的作用，重视培训，增强质量意识，有效激发全员参与积极性，充分发挥其主观能动性和创造性，培养出优秀的护理人才队伍，以提供高质量的护理服务。

3. 有利于护理学科的发展　护理服务范围的拓宽，要求护理跟上时代要求。护理管理者在管理工作中根据所处的环境，分析护理工作现状，找出存在的问题，针对护理工作中的问题进行持续改进，从而促进护理学科的不断发展。

因此，建立科学有效、严谨完善的质量管理体系是保证护理质量的基础，采用先进的质量管理方法是提高护理质量的有效举措。护理质量管理不仅对开展护理工作具有重要的现实意义，同时对促进护理学科建设与发展、提高科学管理水平也具有深远的意义。

四、护理质量管理的原则

1. 以病人为中心的原则　坚持"以病人为中心"，是护理质量管理的首要原则。患者是医院存在和发展的基础，是医疗护理服务的中心，必须把满足患者需求和期望作为护理质量管理的出发点，围绕患者的治疗、护理和服务的流程，注重监督与评价，不断改进工作和解决存在的问题，真正做到以人为本。

2. 预防为主的原则　坚持预防为主，一是"从根本抓起，即第一次就把工作做好"；二是"防止再发生"。护理服务的高质量是由预防来体现的。对护理质量产生、形成和实施，全过程的每一个环节都应充分重视，分析影响护理质量的各种因素，找出主要因素，加以重点管理，预见可能会出现的问题，防患于未然。

3. 标准化原则　确立护理质量标准是护理质量管理的关键，也是规范护理人员行为的依据。护理质量管理的第一步，就是制订各项规章制度、岗位职责、各类护理工作质量标准及质量检查标准、操作规程等。使各级护理人员在工作中一切按规章制度、质量标准办事，也使护理管理者能按标准要求去检查、督促,做到工作有标准、评价有依据,使护理工作逐步制度化、规范化、科学化。

4. **系统管理原则** 用系统观点来认识和组织护理质量管理活动。按照系统的基本特征去理解、分析、解决质量管理中的问题,实现整体功能最大化,使护理管理活动更具科学性、实用性。

5. **分级管理的原则** 护理质量管理组织网络由不同层次人员所组成,层次不同,职责侧重点不同。在医院,护理工作实行院长、护理部、(科)护士长的分级管理制度。

6. **全员参与原则** 各层次人员的态度和行为都影响着护理质量,护理质量管理中必须重视人的作用,增强全员质量意识,充分调动全员参与的主动性、积极性。

7. **事实和数据化的原则** 要正确地反映医院护理质量状况,必须以客观事实和数据为依据。用事实和数据说话,是质量管理科学性的体现。在护理活动中有许多现象不能用数据表达的,可用事实进行定性描述。因此,护理质量管理在强调数据化的同时,也不能忽略非定量因素,把定量和定性结合起来,才能准确地反映护理质量水平。

8. **持续改进的原则** 护理服务要满足服务对象不断变化的需求,护理质量管理就必须坚持质量持续改进的原则。每位护理人员,尤其是护士长以上的管理干部,应对影响质量的因素具有敏锐的洞察能力、分析能力和反省能力,不断地发现问题、提出问题、解决问题,以确保护理质量不断提高。

五、护理质量管理的基本方法

要切实抓好质量管理,就需要有科学合理而且行之有效的管理方法和技术。

(一)PDCA 管理循环

PDCA 管理循环是由美国质量管理专家爱德华·戴明(W·Edwards Deming)于 20 世纪50 年代初根据信息反馈原理提出的,又称戴明循环,是全面质量管理保证体系运转的基本方法。PDCA 管理循环就是按照计划(plan)、实施(do)、检查(check)、处理(action)四个阶段来进行质量管理,并循环不止地进行下去的一种管理工作程序。

1. **基本工作程序** 每一次 PDCA 循环都要经过 4 个阶段,8 个步骤(图 8-1)。

(1)计划阶段:包括制订质量方针、目标、措施和管理项目等计划活动。实践表明,

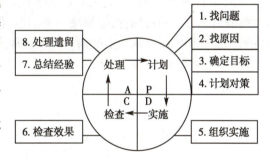

图 8-1 PDCA 管理循环示意图

严谨周密、经济合理、切实可行的计划,是保证工作质量、产品质量、服务质量的前提条件。这一阶段分为 4 个步骤。

第一步——调查分析质量现状,找出存在的问题。

第二步——分析问题的产生,找出主要原因。

第三步——根据分析结果,确定管理目标。

第四步——根据管理目标,拟定计划措施与实施方案。措施应明确而具体,回答"5W1H"。

(2)实施阶段:只有 1 个步骤。

第五步——依据计划措施与实施方案,组织严格实施和执行,方案要落实到具体的部门和人,包括时间、数量、质量要求。

(3)检查阶段:只有1个步骤。

第六步——把执行结果与预定的目标对比,检查拟定计划目标的执行情况。

(4)处理阶段:是PDCA循环的关键阶段,具有承上启下的作用,包括2个步骤。

第七步——总结经验教训,将成功的经验加以肯定,形成标准,以巩固和坚持;将失败的教训进行总结和整理,记录在案,为今后类似质量问题的预防提供借鉴。

第八步——把尚未解决的问题和新发现的问题转入下一个循环中。

PDCA循环不停地运转,原有的质量问题解决后又会产生新的问题,问题不断产生又不断解决,质量水平不断提高,质量管理能力不断增强,如此循环不止,这就是管理不断前进的过程。

2. 特点

(1)完整性、统一性、连续性:PDCA循环作为科学的工作程序,其四个阶段是一个有机的整体,环环相扣,不得中断。在实际应用中,缺少任何一个环节都不可能取得预期效果,只能在低水平上重复。如果计划不周,实施就会盲目而困难;再周详的计划,不严格实施就会沦为空谈;有实施无检查,会使结果不了了之;对于检查所发现的质量问题,不进行处理,质量水平就无法得到提高。

(2)大环套小环,小环保大环,相互衔接,相互促进:整个医院质量管理体系就是一个大的PDCA循环,护理质量管理体系是一个小循环,而各护理单元的质量控制小组又是护理质量管理体系中的小循环。整个医院的质量,取决于各部门、各环节的工作质量,而各部门、各环节必须围绕医院的方针目标协调行动。因此,大循环是小循环的依据,小循环是大循环的基础。通过PDCA循环把医院的各项工作有机地组织起来。

(3)不断循环,不断提高:PDCA循环不是简单的周而复始,也不是同一水平上的循环。每次循环,都有新的目标,都能解决一些问题,使质量水平、管理水平提高一步,接着又制订新的计划,开始在较高基础上的新循环。这种阶梯式的逐步提高,使管理工作从前一个水平上升到更高一个水平(图8-2)。

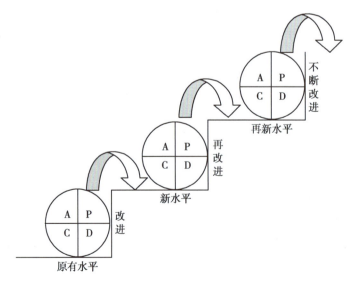

图8-2 PDCA循环阶梯式上升示意图

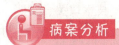

病案分析

针对压疮的PDCA管理循环

某医院护理部发现本院压疮发生率较高,给患者及其家属带来巨大的痛苦和沉重的经济负担。针对该情况,护理部应用PDCA管理循环展开质量管理工作。

P:计划阶段

1. 找问题　压疮发生率较高。

2. 找原因　①护士在思想上对压疮没有引起足够重视。②护士的压疮相关知识欠缺。③护士压疮防治方法欠科学。④护理人员不足,没有做到勤擦洗、勤更换、勤整理。⑤未严格执行交班制度。⑥管理制度不够完善。⑦健康教育不到位。⑧患者入院时局部组织已有不可逆损伤。结合实际情况,发现②、③、④、⑦是发生压疮的主要原因。

3. 确定目标　3个月内压疮发生率降低50%。

4. 计划措施　①完善"护理部—护士长—各病区压疮管理员"三级管理网络,实行压疮上报制度。②加强护理管理者培训,重视压疮健康教育和压疮处理的督导。③组织护士每周培训一次,包括理论教学、操作模拟教学、临床见习,以提高其对压疮的正确识别、预防、处理及健康教育能力,同时增加考核环节。④认真落实"六勤一好",保证翻身方法、按摩方法、垫圈使用等的正确。⑤每月组织压疮案例讨论,科室之间相互学习压疮管理心得,分享经验。

D:实施阶段

依据计划措施组织实施和执行。

C:检查阶段

护理质量小组对计划措施落实情况不定期进行检查,3个月后分析结果显示压疮发生率降低60%,达到预期目标。

A:处理阶段

该轮质量管理完成并总结经验,针对新的质量问题又进入下一轮的管理循环。

(二)品管圈

品管圈(quality control circle,QCC)又称QC小组或质量管理小组。品管圈是由PDCA循环延伸发展出的品管工具,作为一种持续质量改进的运作方式,已不断融入医院细节管理中。

1. 概念　品管圈就是由在相同、相近或有互补性质工作场所的人们,自动自发地组合成数人一圈的活动团体,通过全体合作、集思广益,按照一定的活动程序,来解决工作现场、管理、文化等方面所发生的问题及课题。可从以下几个方面来解释:

(1)活动小组:同一工作场所或工作性质相关联的人员组成圈,人员上至高层、中层管理干部、技术人员、基层管理人员,下至普通的员工。品管圈一般由5~12人组成,有圈员、圈长、辅导员等分工各司其职,共同参与。人数太少,方案对策不全面;人数太多,意见难统一,效率低,效果反而不明显。

(2)自动自发:活动由各级员工自发组成,通常高层领导不宜强制员工实施品管圈活动,只提供实施活动的条件和奖励机制。

（3）活动主题：每次品管圈活动都会有一个明显的主题，围绕产品生产、技术攻关、工艺改良、质量改进、工作流程改造等方面提出，主题范围广泛多样。

（4）活动目的：每次活动都是为了改进组织或部门工作的某个方面，目的是提高效率、效果和效益，降低成本或减少差错等。

（5）活动方法：解决问题的方法多应用一种或几种相结合的现代组织管理科学统计技术和工具。

2. 圈长的职责　通过组圈过程，遴选出合适的圈长。圈长是品管圈的灵魂人物，其职责如下：①圈长为圈的代表人，是全体圈员的代表。②领导圈员积极参与活动。③统一全体圈员的意志、观念、做法。④圈活动计划的拟订与执行。⑤率先接受教育，自我能力提升。⑥培养后继圈长人选。⑦向上级报告活动状况，并参与指导活动。

3. 品管圈活动的基本步骤　品管圈活动基本程序遵循 PDCA 循环，依序以组圈、选定主题、拟定计划、分析现况、设定目标、拟定对策、实施对策、确认成果、标准化、检讨与改进 10个步骤进行（图 8-3）。

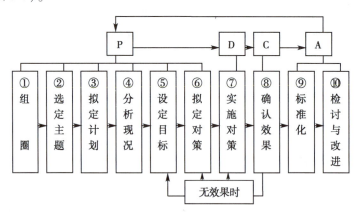

图 8-3　PDCA 循环与品管圈活动基本步骤

（三）QUACERS 模式

QUACERS 模式（the quality assurance, cost effectiveness, risk management and staff needs）即质量保证、成本效益、危机管理和员工需要模式，该模式重视护理质量管理的 4 个方向，并确保均衡发展（图 8-4）。①做好患者护理的质量保证。②有效掌握医疗护理照顾的成本效益。③做好患者和工作人员的安全措施。④满足工作人员的需求，如晋升、提薪、学习与发展等。这个模式提出了护理管理的 4 个管理目标，有很大的使用价值，值得在实践中推广运用。

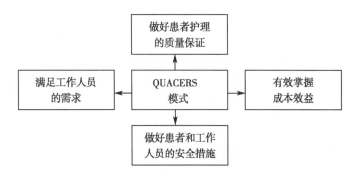

图 8-4　QUACERS 模式

（四）标准化管理

标准化管理也是一种较常用的管理方法,从 20 世纪 80 年代起被应用于我国的医院管理中,在吸收借鉴国外经验的基础上,我国形成了具有中国特色的医院标准化管理体系和管理模式。

1. 标准 对重复性事物或概念所做的统一规定,须以文件的形式表现出来,有据可查,作为共同遵守和衡量各项工作的准则及依据。如医院工作中的岗位职责、规章制度、技术操作规程均属于广义的标准。2013 年国家卫生和计划生育委员会发布了《护理分级》《静脉治疗护理技术操作规范》行业标准。标准一旦确定,就具有法规的作用,对于执行标准的任何人都具有法规性的约束力。

2. 护理质量标准 依据护理工作内容、特点、流程、管理要求、护理人员及服务对象特点、需求而制订的护理人员应严格遵守的护理工作准则、规定、程序和方法。护理质量标准是衡量护理质量的准则,是护理实践的依据,也是质量管理的基础。

3. 标准化 是科学地制订标准和贯彻执行标准的全部活动过程,包括制订标准、执行标准和修订标准 3 个程序。

4. 标准化管理 是把标准化贯穿于管理全过程,以增进系统整体效能为宗旨,提高工作质量与工作效率为根本目的的一种科学管理方法。在实施标准化管理过程中,应遵循一切活动依据标准、一切评价以事实为准绳的原则。

5. 护理标准体系 是指为实现护理管理标准化,将各部门分散的护理标准按内在联系分类组合成完整的标准系列,从而使各部门之间建立起相互联系、相互依存、相互制约、相互补充的标准体系。一般来说,护理标准体系纵向包括 4 个层次:国际标准体系、国家标准体系、地方标准体系和医院标准体系。

6. 护理质量标准的分类与内容 根据 ISO 9000 国际质量认证要求划分为四大类:护理技术操作的质量标准、护理管理的质量标准、护理文书书写的质量标准及临床护理的质量标准。

 知识窗

国际标准化组织

国际标准化组织(international organization for standardization,ISO)是非政府性的各国标准化团体组成的世界性联合会,下设许多专业技术委员会,负责起草标准。其标准是在总结世界发达国家先进质量管理和质量保证经验的基础上编制发布的一套实用而有效的管理标准。

（1）护理技术操作的质量标准:包括基础护理技术操作质量标准和专科护理技术操作质量标准。

总标准为:实施以患者为中心的整体护理,体现人文关怀;严格执行三查七对;正确、及时、确保安全、节力、省时、省物;严格执行无菌操作原则及操作规程,操作熟练。每一项护理技术操作的质量标准可分为 3 个部分,即准备质量标准(包括护理人员准备、患者准备、环境准备和物品准备)、过程质量标准(操作过程中的各个步骤)、终末质量标准(操作完成后达到的效果)。

（2）护理管理的质量标准:包括护理部管理质量标准、病室护理工作质量标准、门急诊护理工作质量标准、手术室质量标准及供应室质量标准。

1)护理部管理质量标准:有健全的领导体制及管理制度,管理目标明确;做到有年计划、季计划、月计划,及时总结,有达标措施;有健全的全院统一的护理管理制度,如会议制度、登记制度、信息管理制度、质量监控制度、查房查岗制度等;建立、健全护理技术档案;各科疾病护理常规完备,并定期组织修改完善;能落实护理检查和质量控制;有计划、有目标地培养护理人员;能开展护理教学和科研工作;有各级人员岗位职责、考核标准并定期考核。

2)病室护理工作质量标准:包括病室管理、基础护理与重症护理、无菌操作与消毒隔离、岗位责任制、护士素质等质量标准。①病室管理:病室清洁、整齐、安静、舒适;病室规范,工作有序;病室陪伴率符合医院标准;贵重药、毒麻药有专人管理,药柜加锁,账物符合;预防医院感染和护理并发症的发生;有健康教育制度。②基础护理与重症护理:病情观察全面及时,掌握患者基本情况,如诊断、病情、治疗、检查结果及护理等;落实基础护理和专科护理,有效预防并发症,患者六洁[口腔、头发、皮肤、指(趾)甲、会阴、床单位]、四无(无压疮、无坠床、无烫伤、无交叉感染);各种引流管通畅,达到要求;晨晚间护理符合规范;急救物品齐全、抢救技术熟练,医嘱执行准确及时;做好监护、抢救护理及护理记录。③无菌操作与消毒隔离:所有无菌物品均注明灭菌日期,单独放置,确保无过期物品;各项无菌技术操作符合要求;一次性注射器、输液器等物品按规定使用;浸泡器械的消毒液浓度、更换时间及液量达到标准;消毒物品方法正确;扫床套及患者小桌擦布"一人一套""一人一巾",用后浸泡消毒;餐具及便器用后消毒;治疗室、处置室、换药室定期消毒并做空气细菌培养,做好记录;有检测消毒、灭菌效果的手段;传染病患者按病种进行隔离;医疗垃圾使用黄塑料袋集中处理;建立预防院内感染的质检机构、制度及措施。④岗位责任制:明确护理部主任、科护士长、护士长、护士、护理员等工作职责。⑤护士素质:着装整洁,仪表端庄,符合职业要求;对患者热情、礼貌、耐心、细致,主动做好各项护理工作,贯彻保护性医疗制度;关心热爱集体,团结协作,努力学习业务,遵守规章制度,坚守岗位;热心为患者做好健康宣教工作。

3)门急诊护理工作质量标准:包括服务台工作、门诊管理及急诊管理。①服务台工作:工作人员衣帽整齐、举止大方、坚守岗位;做好分诊工作,做到传染病患者不漏诊;服务态度好。②门诊管理:诊室清洁整齐,做好开诊前准备工作;组织患者候诊、就诊,配合医生诊疗工作,维护良好就诊秩序;采用不同形式进行健康教育;各项工作制度健全并严格执行。③急诊管理:急诊环境布局合理、物品陈设规范,急救药品、器材时刻保持性能完好;有严格的岗位责任制为核心的各项规章制度;有健全的抢救组织,分工明确,做到人在其位,各尽其责;工作人员有严格的时间观念,出诊工作做到动作迅速、用物齐全、记录完整、配合熟练;熟悉常见抢救预案,有过硬的基本护理技术及抢救技术,能熟练操作抢救仪器和排除一般故障;对留观患者做到"四及时"(巡视及时、发现病情及时、报告医生及时、抢救处理及时);急诊手术室管理符合要求。

4)手术室质量标准:包括无菌操作和消毒隔离、手术室管理、手术室各岗位工作质量标准。①无菌操作和消毒隔离:严格执行无菌操作规程,无菌手术感染率小于0.5%,三类切口感染有追踪登记制度;有严格的消毒隔离制度并认真贯彻;每月定期进行细菌培养及对手术室空气、医护人员的手、物品进行监测;无过期无菌物品。②手术室管理:手术室应清洁、卫生、安静,有定期清扫制度;工作人员的衣、帽、鞋按要求穿戴;对参观人员、实习人员有管理要求;高压灭菌达到无菌要求,有灭菌效果监测;各种登记制度健全。③手术室各岗位工作制度:巡回护士根据手术要求做好准备工作,保证物品及时供应和性能良好,能主动准确地配合手术及抢救工作,无差错;做好术前访视,术中护理,注意与患者交流并宣教,保证患者舒适及安全;洗手护士能熟练配合手术,严格执行无菌操作,和巡回护士共同认真查对患者、手术部位、用药、输液、器械敷料及手术标本,保证术后伤口内无遗留物等,做好记录。

5)供应室质量标准:包括无菌操作和消毒隔离、物品供应。①无菌操作和消毒隔离:所供应的灭菌物品均注明灭菌日期,无过期物品;定期抽样做细菌培养,监测灭菌效果;高压灭菌消毒室定期做空气培养;无菌、非无菌物品分开放置。②物品供应:各种物品能下收下送,收发无差错;物品灭菌达要求,无热源;物品种类齐全适用,质量合格;急救物品供应齐全、数量充足;物资保管好,定期清点维护,防止浪费和丢失;做好一次性物品发放及回收管理工作。

(3)护理文件书写的质量标准:护理文件包括体温单、医嘱执行单、护理记录单、手术护理记录单等。

护理记录书写应客观、准确、及时、完整、简要、清晰,体现以患者为中心;使用碳素或蓝黑色水笔书写;病情描述确切,动态反映病情变化,重点突出,医学术语运用准确;字迹清晰、端正、无错别字,不得用刮、粘、涂等方法掩盖或去除原字迹;体温单绘制清晰,不间断、无漏项;执行医嘱时间准确,双人签名;医院有护理文件书写规范,病历统一归档。

(4)临床护理的质量标准:包括分级护理质量标准、急救物品质量标准、基础护理质量标准和消毒灭菌质量标准。

1)分级护理质量标准:①特级护理:设专人24小时护理,备齐各种急救药品、器材。制订并执行护理计划,严密观察病情。正确及时做好各项治疗、护理,并建立特护记录。做好各项基础护理,患者无并发症发生。②一级护理:按病情需要准备急救用品,制订并执行护理计划,每小时巡视,密切观察病情变化,做好记录。并做好基础护理,无并发症发生。③二级护理:每2小时巡视患者一次,观察病情变化,能根据医嘱正确实施治疗、给药措施。能根据患者病情正确实施护理和安全措施,提供护理相关健康指导。④三级护理:每3小时巡视患者一次,观察病情变化,能正确实施治疗、给药措施,提供护理相关健康指导。

2)急救物品质量标准:急救物品及药品,完整无缺地处于备用状态。做到及时检查维修、及时领取报销,定专人保管、定期检查核对、定点放置、定量供应、定期消毒。合格率达100%。

3)基础护理质量标准:包括晨晚间护理、口腔护理、皮肤护理、出入院护理等。标准为:患者清洁、整齐、舒适、安全、安静、无并发症等。

4)消毒灭菌质量标准:有负责消毒隔离的健全的组织机构,有预防院内感染的规定和措施,有监测消毒灭菌的技术手段;严格区分无菌区及非无菌区,无菌物品必须在无菌专用柜内储存,有明显标签,注明时间;熟练掌握各种消毒方法及消毒液的浓度及用法;手术室、供应室、产房、婴儿室、治疗室、换药室等定期做空气培养;应用紫外线空气消毒应有登记检查制度;各种无菌物品灭菌合格率100%。

根据医院分级管理标准,不同等级医院的护理质量标准略有差异,并且随着医院管理和护理专业水平的发展不断修订和完善。

第二节 护理质量评价

护理质量评价是对预定护理目标是否实现和实现程度作出判断的过程,是护理管理中的控制工作之一,贯穿于护理工作的全过程。通过质量评价可以客观地反映护理质量和效果,确定问题发生的原因,制订质量改善策略,进行持续改进,不断提高护理质量。

护理质量评价是一个系统工程。评价主体包括由患者、工作人员、科室、护理部、医院及院外评审机构组成的系统;评价客体包括由每个技术项目、每个护理病例、每位护士、每个科室或整个医院构成的系统;评价过程是收集资料、资料与标准的比较、作出判断的系统过程。

一、护理质量评价的内容

(一)护理人员的质量评价

护理人员的素质、行为表现直接影响护理质量的优劣,故应不定期或定期对其进行评价,评价内容一般包括人员基本素质、护理行为过程、护理行为结果三个方面。

1. 基本素质评价　从道德素质、业务素质、职业素质三方面来综合评定。从平时医德表现及业务行为考核道德素质及职业素质;从技能考核、理论测试等项目来考核业务素质。

2. 行为过程评价　主要是对护理活动的过程质量进行评价。考核护士在护理全过程的各个环节是否体现以服务对象为中心的思想,是否贯彻服务对象至上的服务宗旨。

3. 行为结果评价　是对护理服务结果的评价,如护理活动和服务效果评定、工作绩效评定等。

对护理人员质量评价内容多为定性资料,不易确定具体数据化标准,可进行综合评价,以求获得较全面的护理人员服务质量评价结果,并通过信息反馈来指导护理人员,明确完成护理任务的具体要求和正确做法。

(二)临床护理活动的质量评价

对临床护理活动的评价就是衡量护理工作目标完成的程度,衡量患者得到的护理效果。根据评价的内容分为 3 种类型。

1. 基础质量评价　即要素质量评价,主要着眼于执行护理工作的基本条件,可用现场调查、考核、问卷调查、查阅资料等方法进行评价。具体内容如下:

(1)护理质量控制组织机构:根据医院的规模,建立二级或三级质控组织,包括护理部、各大科、各护理单元的质量监控组,采用逐级控制,定期或不定期地进行质量控制活动。

(2)环境:病区的布局是否合理,各护理单元是否清洁、整齐、舒适、安全,患者床单位物品配备是否齐全,能否保证供应等,应按《综合医院评审标准》来评价。

(3)药品器材:物资基数是否保证定量供应,器械、仪器设备是否先进齐全、性能完好,处于备用状态。

(4)人力安排:护理人员的数量、学历结构、职称是否符合医院分级管理要求。病区人员组成结构是否合理、人力安排是否合适等。

(5)技术:能否开展业务项目及合格程度。

(6)其他:各种规章制度、护理常规、操作规程等是否齐全,能否有效执行,有无各项工作质量标准和质量控制标准。

2. 环节质量评价　即过程质量评价,评价主要针对护理工作过程中操作程序各环节、管理环节等。具体包括以下内容:

(1)服务流程:是否以服务对象为中心,开展主动服务,如门急诊患者的就诊服务流程,出入院患者的服务流程,住院患者的各种检查、治疗和生活护理、消毒隔离、医院内感染的管理等。

（2）整体护理的开展情况：是否应用护理程序组织临床护理活动，采取有效的护理措施，解决现存的和潜在的健康问题。

（3）医嘱执行情况：医嘱执行准确率，临时医嘱执行是否及时，护理技术操作是否按标准、规范的程序进行。

（4）观察病情及患者对治疗的反应：是否根据病情的动态变化修改护理计划、及时做好护理记录等。

（5）心理护理及健康教育的数量及质量。

（6）护理安全的管理。

（7）与后勤及医技部门的关系协调情况。

环节质量评价方法主要是现场检查。一般采用5级评价方法：一是护理人员自我评价；二是同科室护理人员相互评价；三是护士长检查监督评价；四是总护士长指导评价；五是护理部综合评价。

常用定量评价指标有：①护理技术操作合格率。②基础护理合格率。③特级护理、一级护理合格率。④各种护理表格书写合格率。⑤一人一针一管执行率。⑥常规器械消毒灭菌合格率。

3. 终末质量评价　即结果质量评价，主要是评价护理活动的最终结果和护理服务结果对服务对象的影响，也就是服务对象所得到的护理效果的综合质量。常用一些指标来评价终末质量，如差错发生率、患者及社会对医疗护理工作满意率等。

基础质量、环节质量、终末质量三方面评价是不可分割的整体，反映了护理工作的全面质量要求。临床上一般采用三者相结合来评价，即综合评价。

二、护理质量评价的形式

1. 自我评价与他人评价　自我评价是由本人或本单位对自己的工作进行自我评价和总结，以纠正工作中的偏差。他人评价包括院内与院外评价，同级护理人员、同事间相互评价是院内评价，由上级主管部门组成评审组、患者和患者家属进行评价是院外评价。

2. 全程评价与重点评价　全程评价就是对护理活动全过程进行分析评价，主要是检查护理各方面的整体情况，找出普遍存在的问题和需要改进方面，为进一步修订质量标准指明方向。重点评价是对某单项质量评价，如技术操作考核，易于发现存在的不足之处，及时提出解决问题的方法，采取补救或纠正措施。

3. 事前评价与事后评价　事前评价是在标准实施前进行评价，找出质量问题，明确实施标准应重点解决的问题。事后评价是在某项标准实施后进行的评价，为质量改进指明方向。

4. 定期评价与不定期评价　定期评价是按规定时间进行评价，如周评价、月评价、年评价。不定期评价是随机的，不按规定时间进行，是在无准备状态下所做的评价，真实性较强。

在实际工作中，可将多种形式合理结合，弥补不同评价形式的不足，以求全面、全方位、全角度地发现质量问题。

第三节　护理业务技术管理

护理业务技术管理是护理质量管理的重要内容。是对护理专业范围内的业务技术活动进行计划、组织、协调和控制,使护理技术活动能准确、可靠、安全、先进、及时、有效地服务于临床,以达到高质量、高效率地完成护理目标的管理活动过程。

护理业务技术管理在促进学科发展、培养护理人才、提高工作效率和护理质量、确保护理安全、满足服务对象需求等方面起着关键性的作用。

一、护理管理制度

护理管理制度是长期护理工作实践经验的总结,反映护理工作的客观规律。是处理各项工作的标准和检验护理工作质量的依据,也是提高医疗护理质量、减少和防止护理差错事故发生、改善服务态度的重要保证。

（一）护理管理制度的制订原则

1. 目的与要求明确　任何一种护理管理制度的建立,都应坚持从患者的利益出发,满足患者需要的指导思想。通过细致的调查研究,综合分析,制订出切实可行的制度。

2. 文字简明扼要,易于理解记忆　护理制度种类繁多,为方便理解记忆,应力求文字精练、条理清晰、重点突出、内容完善、职责分明。

3. 共同参与,领导审定　制订新的制度,必须由管理者和执行者共同参与,反复思考讨论,拟订出草案,经临床试行后,再组织护理专家研讨修订,报医院审批执行。

4. 实践为基础,不断完善　护理管理制度是以实践为基础,不断发展变化的,应及时进行补充修订,才能保证护理管理能够有效地进行。

（二）护理管理制度的分类

护理管理制度分为:岗位责任制、一般护理管理制度和护理业务部门的工作制度。

1. 岗位责任制　是护理管理制度的重要制度之一。它明确了各级护理人员的岗位职责和工作任务。

护理工作按照个人的行政职务和业务技术职务,制订不同的护理工作岗位职责。主要包括:护理副院长职责、护理部主任(总护士长)职责、科护士长职责、护士长(副护士长)职责、主任(副主任)护师职责、主管护师职责、护师职责、护士职责、护理员职责等。

2. 一般护理管理制度　是指护理行政管理部门与各科室人员需共同贯彻执行的有关制度。主要包括:出入院制度;患者及探陪人员管理制度;患者安全管理制度;分级护理制度;执行医嘱制度;抢救制度;查对制度;物品、药品、器械管理制度;消毒隔离制度;护理查房制度;护士长总值班制度;值班、交接班制度;差错事故管理制度;医疗文件管理制度;会议制度;饮食管理制度及卫生宣教制度等。

3. 护理业务部门的工作制度　是指护理业务各部门各级护理人员需共同遵守和执行的工作制度。主要包括:病室工作制度;门诊工作制度;急诊科(室)工作制度;治疗室工作制度;换药室工作制度;手术室工作制度;分娩室工作制度;母婴室工作制度;供应室工作制度;烧伤病房工作制度;监护病房工作制度等。

（三）护理管理制度的实施要求

1. 建立技术管理组织体系　建立健全护理组织指挥体系,明确管理权限,落实管理责任,保证业务技术管理的正常运行。

2. 加强思想教育　定期组织各级护理人员进行学习,掌握各项规章制度,提高执行规章制度的自觉性,树立严谨的工作作风。

3. 提高业务技术水平　加强护理人员基础理论、基本知识、基本技能的训练,提高护理专业理论水平和实践技能。掌握护理学科和相关学科的新进展,明确各项制度的科学依据,确保实施制度的完整性和准确性。

4. 加强监督检查　从事护理管理工作的医院各级领导要经常深入临床第一线,多督促、多检查,对重点事、重点时间进行重点管理,确保人人、事事处于管理之下。

5. 加强后勤保障　不断改善医疗条件和就诊、治疗环境,创造一个有利于病人治疗和康复的环境,以保证护理工作的正常运行。

6. 管理手段现代化　运用现代化的管理手段提高管理水平和效能。

二、基础护理管理

(一)基础护理的概念

基础护理就是临床护理工作中各科通用的、常用的、具有普遍性的基本理论、基本知识和基本技能。可满足病人基本生活、心理、治疗和康复的需要,是专科护理的基础,是每个护理人员都必须掌握的。基础护理质量是衡量医院管理水平和护理质量的重要指标。

(二)基础护理的内容

1. 一般护理技术　如出入院护理、各种床单位的准备、生活护理、精神护理、饮食护理、晨晚间护理、生命体征的测量、各种给药技术、无菌技术、消毒隔离技术、各种标本的采集、病情观察、尸体料理、医疗文件处理、护理文件的书写等。

2. 常用抢救技术　如输液、输血、给氧、吸痰、洗胃、止血包扎、心肺复苏术、人工呼吸机使用、心电监护、骨折固定、急救药物的应用等,以及护理人员在急救过程中单独承担或与其他医务人员配合的业务技术。这些抢救技术是急救护理中常用的,但也属于基础护理技术的范畴。

3. 一般护理常规　如发热患者护理常规、昏迷患者护理常规、危重患者护理常规等。

(三)基础护理管理的主要措施

1. 强化护理人员教育　基础护理在护理工作中应用次数多、范围广,但护理人员重视度不够,要求不高,只求技术过得去,不求技术过得硬,不能给予病人最高程度的舒适与安全。因此,应加强基础护理管理,强化护理人员的教育,不断提高对基础护理重要性的认识。

2. 制订基础护理技术操作规程　制订基础护理技术操作规程并监督严格执行,规范基础护理技术操作是基础护理管理的基本任务。制订基础护理技术操作规程,一般包含操作流程图、操作要点和质量标准三部分。

3. 定期培训,加强考核　定期开展"三基"培训,并根据各科特点和护理人员的工作职责分别制订达标内容与标准值,加强检查与考核,使护理人员人人达标,熟练掌握每项技术的操作规程并自觉地应用于护理工作中,实现操作规范化,提高效率和质量,确保患者的安全。

4. 加强质量监控　建立健全质量监控制度,认真组织落实。定期组织科护士长、护士长进行基础护理质量检查,并注重征求患者和医生的意见,及时发现问题,及时解决问题,奖惩分明,保证各项基础护理工作达到质量要求。

三、专科护理管理

(一)专科护理的概念

专科护理是在基础护理的基础上结合各专科疾病特点而开展的特定的护理工作,

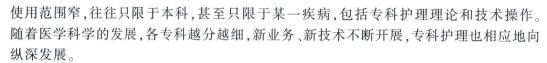

使用范围窄,往往只限于本科,甚至只限于某一疾病,包括专科护理理论和技术操作。随着医学科学的发展,各专科越分越细,新业务、新技术不断开展,专科护理也相应地向纵深发展。

(二)专科护理的内容

专科护理从性质上可分为疾病护理技术和专科治疗技术两类。

1. 疾病护理技术 包括各种专科疾病的护理,如高血压、糖尿病、皮肤病、烧伤、癌症等以及各种手术患者的护理。

2. 专科治疗技术 包括各种功能试验、专项治疗和护理技术,都需要借助某种工具或仪器进行,如中心静脉压测量、泪道冲洗技术、血液透析护理技术等。

(三)专科护理管理的主要措施

1. 制订专科疾病护理常规 根据专科疾病的特点,制订各专科疾病护理常规、治疗技术护理规程,要求内容科学严谨,并且根据疾病诊疗的发展和新技术开展不断补充完善。

2. 组织学习,加强培训 护理管理者应定期组织专科护理知识的学习和各专科诊疗技术培训,使专科护理人员掌握专科护理常规、业务技术特点。尤其需要学习新仪器的使用和抢救技术操作,并建立专科护理技术检查、考核制度。

3. 加强仪器设备的保养 对专科诊疗仪器设备需做到专人负责,定点存放,定期检查和维修。护理人员要懂得仪器的基本原理,了解其性能,熟练掌握操作程序和注意事项,能排除一般性故障。

4. 贯彻落实整体护理 护理人员应贯彻落实以患者为中心的整体护理,运用护理程序,为服务对象解决健康问题,及时开展宣传教育和自我保健指导,以利其早日康复,预防并发症的发生。

5. 建立健全质量评价体系和规章制度 完善的质量评价体系和制度是提高专科护理水平的重要保证。各层次护理人员既要参与实际护理工作,又要善于发现问题,重视实践经验的积累和创新,不断进行护理研究,发展专科护理。

四、新项目、新技术的护理管理

(一)新项目、新技术的概念

新项目、新技术是指在国内外医学领域新开展的项目以及取得的新成果,或在本单位尚未开展过的项目和方法,如新的诊断技术、检查方法、治疗手段、护理方法及新的医疗护理仪器设备的临床应用等。新项目、新技术的引进和开发是护理事业不断向前发展的源泉,也是医院护理学术水平的具体反映。因此,应通过各种手段培养和激励护理人员开展新技术、新知识、新理论的研究,推动护理学科的发展。

(二)新项目、新技术的管理措施

1. 新项目、新技术的引进和开发 应以患者为中心,从患者利益出发,有利于患者的治疗和康复,而不是单纯地方便医务人员。成立护理新业务、新技术管理小组,经常收集国内外护理技术新进展的资料,对拟引进的新项目、新技术开展充分的论证,详细了解其社会意义、经济价值,保证所引进开展的新项目、新技术的先进性、可行性、实用性。

2. 建立审批制度 一般来说,护理新项目、新技术在使用之前,应先报送护理部初审,再报送医院科教管理部门讨论,最后经过护理新项目、新技术管理小组和院内外专家鉴定通过,方可推广。

3. 组织培训　对已确定开展的新业务、新技术要组织护理人员学习、培训,通过培训,明确目的、要求,掌握操作规程、注意事项等,以便在实践中正确地应用。

4. 建立资料情报档案　新项目、新技术的资料档案,包括设计、文献、应用观察和总结等,应及时进行整理并分类存档。

5. 总结经验,不断改进　在开展新项目和新技术的过程中,要反复实践,不断总结经验,实事求是地评价其效果,并在实践中不断改进、有所创新。

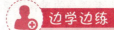 边学边练

实训3　运用PDCA管理循环提高患者满意度

（刘慧琴）

 自测题

一、A1 型题

1. 护理管理的核心是(　　)
   A. 技术管理　　　　　　　B. 质量管理　　　　　　　C. 信息管理
   D. 物资管理　　　　　　　E. 经济管理

2. 全面质量管理的含义**不包括**(　　)
   A. 持续不断地改进　　　　　　　B. 强烈地关注产品
   C. 精确地度量　　　　　　　　　D. 改进组织中每项工作的质量
   E. 向员工授权

3. 护理质量管理的关键首先是(　　)
   A. 树立正确的观念　　　B. 采用统计数据　　　C. 确立教学基地
   D. 完善科学方法　　　　E. 确立护理质量标准

4. PDCA 管理循环中 A 代表(　　)
   A. 计划　　　　　　　　　B. 实施　　　　　　　　　C. 检查
   D. 处理　　　　　　　　　E. 循环

5. PDCA 管理循环包括(　　)
   A. 3 个阶段,6 个步骤　　　　　　B. 3 个阶段,8 个步骤
   C. 4 个阶段,6 个步骤　　　　　　D. 4 个阶段,7 个步骤
   E. 4 个阶段,8 个步骤

6. 把执行结果与预定目标进行对比属于(　　)
   A. PDCA 的计划阶段　　　　　　B. PDCA 的实施阶段
   C. PDCA 的检查阶段　　　　　　D. PDCA 的处理阶段
   E. PDCA 的循环阶段

7. PDCA 管理循环的特点**不包括**(　　)
   A. 完整性、统一性、连续性　　　　B. 大环套小环
   C. 不断循环　　　　　　　　　　　D. 不断提高
   E. 环环之间相互不关联

8. 标准化管理的根本目的是( )

A. 提高工作质量与工作效率　　　　B. 增进系统整体效能

C. 标准化原理　　　　D. 将标准化贯穿于管理全过程

E. 一切活动依据标准

9. 一级护理患者巡视的时间是( )

A. 每半小时　　　B. 每1小时　　　C. 每2小时

D. 每3小时　　　E. 随时

10. 无菌物品灭菌合格率要求( )

A. 100%　　　B. 99%以上　　　C. 98%以上

D. 95%以上　　　E. 90%以上

11. 下列**不属于**护理基础质量要素评价的是( )

A. 病房结构　　　　B. 护理人员数量、质量、资格

C. 护理质量控制组织结构　　　　D. 各项规章制度

E. 是否开展整体护理

12. 临床护理活动的质量评价中,对护理人员数量、质量的评价是( )

A. 管理人员评价　　　B. 基础质量评价　　　C. 环节质量评价

D. 终末质量评价　　　E. 结果质量评价

13. 下列**不属于**护理工作环节质量评价的是( )

A. 病区布局情况　　　　B. 患者管理情况

C. 心理护理　　　　D. 技术操作

E. 与后勤、医技部门的协作情况

14. 对服务流程的评价属于( )

A. 行为过程评价　　　B. 要素质量评价　　　C. 环节质量评价

D. 护理人员评价　　　E. 终末质量评价

15. 体现护理质量标准体系机构中终末质量的内容是( )

A. 环境质量　　　B. 执行医嘱　　　C. 健康教育

D. 出院满意度　　　E. 心理护理

16. 下列属于基础护理的是( )

A. 功能试验　　　B. 烧伤患者护理　　　C. 血液透析护理技术

D. 病情观察　　　E. 造口护理

17. 属于专科护理的是( )

A. 标本采集　　　B. 输液　　　C. 饮食护理

D. 生命体征测量　　　E. 泪道冲洗

二、A2 型题

18. 心内科全体护理人员为提高静脉穿刺成功率,就目前存在的问题进行原因分析,此为 PDCA 管理循环的( )

A. 计划阶段　　　B. 实施阶段　　　C. 检查阶段

D. 处理阶段　　　E. 完善阶段

19. 小李是ICU护士,在对ICU的重症患者进行护理记录时**不宜**采取的做法是( )

A. 字迹端正清晰　　　　B. 动态反映病情变化

C. 使用蓝黑色水笔书写　　　　D. 写错可刮涂后重写

E. 体现以患者为中心

20. 某医院护理部对各病区常规器械消毒灭菌合格率进行检查,这种护理质量控制手段属于(　　)

A. 基本素质评价　　　B. 基础质量评价　　　C. 环节质量评价

D. 终末质量评价　　　E. 结果质量评价

第九章 护理与法

学习目标

1. 具有学法、懂法、守法、用法的意识,具有依法从事护理工作的职业素养。
2. 掌握护士执业的权利和义务、护士执业活动中的法律责任。
3. 熟悉护理相关的法律法规和政策、护士执业注册的条件及患者的权利和义务。
4. 了解我国护理立法概况。
5. 学会运用护理相关法律法规预防、解决护理实践中的法律问题。

　　社会主义现代化建设,离不开法治的引领和规范;中华民族的伟大复兴,离不开法治的保障和支撑。党的十八届四中全会,审议通过了《中共中央关于全面推进依法治国若干重大问题的决定》(简称《决定》)。《决定》明确提出了全面推进依法治国的指导思想、总体目标、基本原则。随着我国社会主义法制化建设的不断推进和社会主义法律体系的不断完善,各领域的法律意识日益增强。护理活动与人的健康和生命直接相关。护理人员应学习与自己相关的卫生法律、法规,掌握和运用各项医疗护理法规,正确履行岗位职责,保护护患双方的合法权益。

导学案例与思考

导学案例:

　　患者张某,男,72岁,诊断"肠梗阻"。某日晨,护士甲带领实习生乙为其进行静脉输液治疗,选择血管时,病房外有人叫护士甲,甲嘱咐实习生乙认真找血管,随后离开病房,实习生乙选择在患者右手的手背行静脉穿刺,穿刺成功后,未松开止血带。在输液过程中,患者自诉"右手手臂发麻、有痛感,液体滴注太慢"。护士甲未查看患者,向家属解释是药物刺激所致,且考虑患者年龄、病情,液体也不宜滴注过快。直至输液结束8小时后,因患者疼痛难忍,家属为其进行局部热敷时,才发现止血带未松开。家属松开止血带后告诉护士丙,护士丙查看后嘱咐继续热敷并观察。在持续热敷4个小时后,护士丙巡视时发现患者右前臂掌侧有两个2cm×2cm的水疱,误以为是热敷所致烫伤,仍未报告和处理。在4小时后交接班时,发现患者右前臂高度肿胀,水疱增多且手背发紫,护士丙这才向护士长、值班医生报告。2天后,患者右前臂远端2/3呈紫色,经会诊后转科治疗。转科后第3天行右上臂中下1/3截肢术。术后伤口愈合良好,但因年老体弱,感染后引起心、肾衰竭,于术后1周死亡。

请思考:
1. 试分析该事件的性质。
2. 分析如何杜绝此类事件的发生。

第一节 与护理工作相关的法律法规

一、卫生法体系与护理法

(一)卫生法体系

1. 卫生法的概念 法律是国家立法机关为国家长治久安所提供必要的政策性与行为准则而制定的行为规范。具有严肃、公正、平等和强制性的鲜明特征。卫生法是指由国家制定或认可的,并由国家强制力作保证,用以调整人们在卫生活动中的各种社会关系的行为规范的总和。卫生立法旨在维护国家安全,维护卫生事业的公益性,及时有效地控制突发性公共卫生事件,保障卫生事业健康有序地发展。

2. 卫生法的内容 目前我国卫生法还没有一部统一、完整的法典,只有以公共卫生与医政管理为主的单个法律法规构成的一个相对完整的卫生法体系。卫生法体系主要由公共卫生与疾病防治法、医政法、药政法、妇幼卫生法、优生与计划生育法等组成,其中医政法与医疗行业关系最密切。

(二)护理法

1. 护理法的概念 护理法(nursing legislation)是指由国家制定的,用以规范护理活动及调整这些活动而产生的各种法律法规的总称。

我国护理立法在新中国成立之初逐步开始。1993年,国家卫生部颁布了《中华人民共和国护士管理办法》。2008年1月,国务院颁布了《护士条例》,自2008年5月12日起正式施行。该条例首次以行政法规的形式规范护理活动,标志着我国护理管理工作正逐步走上规范化、法制化的轨道。

2. 护理法的意义 护理立法顺应了我国医疗卫生体制改革的要求,为规范医疗市场、保障护患双方权益起到了重要作用,具体表现为:

(1)促使护理管理科学化,保障护理安全:护理法为护理从业活动制定了一系列的法律法规,使护理管理有法可依,减少护理差错事故的发生,保障护理安全。

(2)最大限度地保障护士的权益:通过护理立法,为界定护士地位、作用和职责范围提供了明确的法律依据,最大限度地保障了护士的权益,增强了护士崇高的护理职业使命感和安全感。

(3)有利于维护护理对象的合法权益:护理立法不仅保障了护士的权利,也以法律条文的形式向公众昭示了执业护士的资格、义务以及服务规范,保障了护理对象的合法权益。

(4)促进护理教育和护理学科的发展:护理法以法律的形式规范了护理教育体制与进程,促使护士不断学习和更新知识,有利于推动护理专业整体发展及护理学科向专业化、科学化、标准化发展。

二、我国与护理相关的法律法规

(一)《护士条例》

《护士条例》包括总则、执业注册、权利和义务、医疗卫生机构的职责、法律责任和附则,

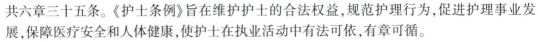

共六章三十五条。《护士条例》旨在维护护士的合法权益,规范护理行为,促进护理事业发展,保障医疗安全和人体健康,使护士在执业活动中有法可依,有章可循。

（二）《医疗机构管理条例》

《医疗机构管理条例》明确规定了我国医疗机构管理的基本内容,医疗机构必须遵守的规范以及违反有关规定的法律责任,旨在加强对医疗机构的管理,促进医疗卫生事业的发展,保障公民健康。

（三）《医疗事故处理条例》

《医疗事故处理条例》分总则、医疗事故的预防与处置、医疗事故的技术鉴定、医疗事故的行政处理与监督、医疗事故的赔偿、罚则和附则,共七章六十三条。旨在正确处理医疗事故,保护患者和医疗机构及其医务人员的合法权益,维护医疗秩序,保障医疗安全,促进医学科学的发展。

（四）《医疗废物管理条例》

《医疗废物管理条例》明确了医疗废物管理的一般规定、医疗卫生机构对医疗废物的管理规范、卫生行政部门的监督管理职责以及医疗卫生机构违反本条例的法律责任。

（五）《医院感染管理规范（试行）》

《医院感染管理规范(试行)》明确规定了医院感染管理组织与职责,医院感染监测的内容和要求,门诊、急诊治疗室、换药室、病房、产房、母婴室、新生儿病房(室)、ICU、血液净化室、消毒供应室、内镜科、检验科等医院重点科室部门的医院感染管理要求,明确了医院污物的管理要求。目的是为了加强医院感染管理,有效预防和控制医院感染,保障医疗安全,提高医疗质量。

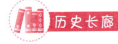

国际护理立法历程

护理立法始于20世纪初,在世界范围内已有近百年的历史。1919年英国率先颁布了世界上第一部护理法——《英国护理法》。1921年荷兰颁布了护理法。1947年国际护士委员会发表了一系列有关护理立法的专著。1953年世界卫生组织发表了第一份有关护理立法的研究报告。1968年国际护士委员会特成立了一个专家委员会,制定了护理立法史上划时代的文件《系统制定护理法规的参考指导大纲》,为各国护理法必须涉及的内容提供了权威性指导。根据世界卫生组织2000年对121个国家的调查显示,全球已有78个国家制定了护士法、护理人员法或护理法。

第二节 护士执业注册相关法律法规

一、护士注册管理机构与注册条件

（一）护士注册管理机构

《护士执业注册管理办法》第三条规定:中华人民共和国卫生部负责全国护士执业注册监督管理工作。省、自治区、直辖市人民政府卫生行政部门是护士执业注册的主管部门。省、自治区、直辖市人民政府卫生行政部门结合本行政区域的实际情况,制订护士执业注册

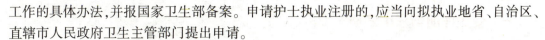

工作的具体办法,并报国家卫生部备案。申请护士执业注册的,应当向拟执业地省、自治区、直辖市人民政府卫生主管部门提出申请。

(二) 护士执业注册条件

1. 护士执业注册条件 《护士执业注册管理办法》明确规定,申请护士执业注册者,应当具备下列条件:

(1)具有完全民事行为能力。

(2)在中等职业学校、高等学校完成教育部和卫生部规定的普通全日制3年以上的护理、助产专业课程学习,包括在教学、综合医院完成8个月以上的护理临床实习,并取得相应学历证书。

(3)通过卫生部组织的护士执业资格考试。

(4)符合国务院卫生主管部门规定的健康标准。

护士执业注册申请,应当自通过护士执业资格考试之日起3年内提出,逾期提出申请的,除应当具备前款第(1)项、第(2)项和第(4)项规定条件外,还应当在符合国务院卫生主管部门规定条件的医疗卫生机构接受3个月临床护理培训并考核合格。

护士执业资格考试办法由国务院卫生主管部门同国务院人事部门制定。

2. 健康标准 《护士执业注册管理办法》第六条规定,申请护士执业注册,应当符合下列健康标准:

(1)无精神病史。

(2)无色盲、色弱、双耳听力障碍。

(3)无影响履行护理职责的疾病、残疾或者功能障碍。

二、首次注册与延续注册

(一) 首次注册

《护士执业注册管理办法》规定,申请护士执业注册应当提交下列材料:

1. 护士执业注册申请审核表。

2. 申请人身份证明。

3. 申请人学历证书及专业学习中的临床实习证明。

4. 护士执业资格考试成绩合格证明。

5. 省、自治区、直辖市人民政府卫生行政部门指定的医疗机构出具的申请人6个月内健康体检证明。

6. 医疗卫生机构拟聘用的相关材料。

卫生行政部门应当自受理申请之日起20个工作日内,对申请人提交的材料进行审核。审核合格的,准予注册,发给《护士执业证书》;对不符合规定条件的,不予注册并书面说明理由。

(二) 延续注册

护士执业注册有效期为5年。护士执业注册有效期届满需要继续执业的,应当在有效期届满前30日,向原注册部门申请延续注册。不予延续注册的情形有:

1. 不符合本办法第六条规定的健康标准的。

2. 被处暂停执业活动处罚期限未满的。

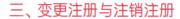

三、变更注册与注销注册

（一）变更注册

护士在其执业注册有效期内变更执业地点等注册项目的,应当办理变更注册。护士在其执业注册有效期内变更执业地点的,应当向拟执业地注册主管部门报告,并提交以下材料:

1. 护士变更注册申请审核表。

2. 申请人的《护士执业证书》。

注册部门应当自受理变更注册申请之日起 7 个工作日内为其办理变更手续。护士跨省、自治区、直辖市变更执业地点的,收到报告的注册部门还应当向其原执业地注册部门通报。

（二）注销注册

护士执业注册后有下列情形之一的,原注册部门应办理注销执业注册:

1. 注册有效期届满未延续注册的。

2. 受吊销《护士执业证书》处罚的。

3. 护士死亡或者丧失民事行为能力的。

第三节　护患双方的权利和义务

护士通过医疗、护理等活动与患者建立起来的一种特殊的人际关系,即护患关系。在护患关系中,双方应按照一定的道德原则和规范来约束、调整自身的行为,尊重彼此的权利和履行的义务。

一、护士的权利和义务

（一）护士的权利

护士在医疗实践过程中依法享有相关权利。《护士条例》总则和细则中对护士的权利有明确的规定。

1. 享有人格尊严和人身安全不受侵犯的权利　《护士条例》总则中明确提出:"护士人格尊严、人身安全不受侵犯。护士依法履行职责,受法律保护。全社会应当尊重护士。"

2. 享有受到表彰和奖励的权利　《护士条例》总则中明确提出:"国务院有关部门对在护理工作中作出杰出贡献的护士,应当授予全国卫生系统先进工作者荣誉称号或者颁发白求恩奖章,受到表彰、奖励的护士享受省部级劳动模范、先进工作者待遇;对长期从事护理工作的护士应当颁发荣誉证书。"

3. 享有获得物质报酬的权利　护士执业,有按照国家有关规定获取工资报酬、享受福利待遇、参加社会保险的权利,任何单位和个人不得克扣护士工资,降低或者取消护士福利等待遇。

4. 享有安全执业的权利　获得与其所从事的护理工作相适应的卫生防护、医疗保健服务的权利。从事直接接触有毒有害物质、有感染传染病危险工作的护士,有依照有关法律、行政法规的规定接受职业健康监护的权利;患职业病的,有依照有关法律、行政法规的规定获得赔偿的权利。

5. 享有学习、培训的权利 护士有按照国家有关规定获得与本人业务能力和学术水平相应的专业技术职务、职称的权利;有参加专业培训,从事学术研究和交流、参加行业协会和专业学术团体的权利。

6. 享有获得履行职责相关的权利 护士有获得疾病诊疗、护理相关信息的权利和其他与履行护理职责相关的权利,可以对医疗卫生机构和卫生主管部门的工作提出意见和建议。

(二)护士的义务

护士在医疗实践过程中,依法享有权利的同时,必须承担一定的义务。条例明确规定了护士应当承担以下义务。

1. 依法进行临床护理义务 护士执业,应当遵守法律、法规、规章和诊疗技术规范的规定。这是护士执业的根本准则,即合法性原则。这一原则涵盖了护士执业的基本要求,包含了护士执业过程中应当遵守的大量具体规范和应当履行的大量义务。通过法律、法规、规章和诊疗技术规范的约束,护士履行对患者、患者家属以及社会的义务。如严格地按照规范进行护理操作;为患者提供良好的环境,确保其舒适和安全;主动征求患者及家属的意见,及时改进工作中的不足;认真执行医嘱,注重与医生之间相互沟通;积极开展健康教育,指导人们建立正确的卫生观念和培养健康行为,唤起民众对健康的重视,促进地区或国家健康保障机制的建立和完善。

医疗机构及其医务人员在严格遵守国家宪法和法律的同时,还必须遵守有关的医疗卫生管理法律、法规和规章,遵守有关的诊疗护理规范、常规,这是医务人员的义务,对于保证医疗质量,保障医疗安全,防范医疗事故的发生都具有重要的意义。

护士依法执业的另一个重要体现就是有关正确书写,包括护理记录在内等病历材料的问题。医疗机构应当按照国务院卫生行政部门规定的要求,书写并妥善保管病历资料。因抢救急危患者未能及时书写病历的,应当在抢救结束后6小时内据实补记,并加以说明。这是对医疗机构及医务人员书写和保管病历的规定要求。病历是指患者在医院中接受问诊、查体、诊断、治疗、检查、护理等医疗过程的所有医疗文书资料,包括医务人员对病情发生、发展、转归的分析,医疗资源使用和费用支付情况的原始记录,是经医务人员、医疗信息管理人员收集、整理、加工后形成的具有科学性、逻辑性、真实性的医疗档案。在现代医院管理中,病历作为医疗活动信息的主要载体,不仅是医疗、教学、科研的第一手资料,而且也是医疗质量、技术水平、管理水平综合评价的依据,必须保证医疗护理病历内容客观、真实、完整,对病历要实施科学管理。

2. 紧急救治患者的义务 护士在执业活动中,发现患者病情危急,应当立即通知医师;在紧急情况下为抢救垂危患者生命,应当先行实施必要的紧急救护。

3. 正确查对、执行医嘱的义务 护士发现医嘱违反法律、法规、规章或者诊疗技术规范规定的,应当及时向开具医嘱的医师提出;必要时,应当向该医师所在科室的负责人或者医疗卫生机构负责医疗服务管理的人员报告。

4. 保护患者隐私的义务 护士应当尊重、关心、爱护患者,保护患者的隐私。所谓隐私是患者在就诊过程中向医师公开的、不愿让他人知道的个人信息、私人活动或私有领域,如可造成患者精神伤害的疾病、病理生理上的缺陷、有损个人名誉的疾病、患者不愿他人知道的隐情等。由于治疗护理的需要,护士在工作中可能会接触患者的一些隐私,如个人的不幸或挫折、婚姻恋爱及性生活的隐私等。以医院收治的传染病病人为例,他们共同的心理特点是焦虑、忧郁、恐惧,担心失去工作、受到歧视。根据条例,护士对保护患者隐私负有义务和责任。这实质上是对患者人格和权利的尊重,有利于与患者建立相互信任、以诚相待的护患关系。这既是一种职业道德层面的要求,也是法定义务的要求。

在医疗活动中,医疗机构及其医务人员应当将患者的病情、医疗措施、医疗风险等如实告知患者,及时解答其咨询,但是应当避免对患者产生不利后果。医疗机构及其医务人员向患者履行告知义务,从患者角度而言,则是享有知情权和隐私权。医疗机构及其医务人员在履行告知义务时,要注意保护患者的隐私,医务人员要尊重患者,保护患者隐私,这既是一种职业道德层面的要求,也是法律的要求。卫生部制定的《医务人员医德规范及实施办法》中明确规定,为患者保密,不泄露患者隐私及秘密。

5. 积极参加公共卫生应急事件救护的义务 护士有义务参与公共卫生和疾病预防控制工作。发生自然灾害、公共卫生事件等严重威胁公众生命健康的突发事件,护士应当服从县级以上人民政府卫生主管部门或者所在医疗卫生机构的安排,参加医疗救护。

二、患者的权利和义务

护理人员尊重患者的权利并督促患者履行相应的义务,是提供高品质护理服务的重要方面。

(一)患者的权利

患者的权利包括患者作为一名公民所享有的基本权利以及患者在具体的医患关系中、在诊疗护理活动中应该享有的权利。

1. 生命健康权 《中华人民共和国民法通则》规定:"公民享有生命健康权。"任何人不得以任何手段危及他人健康、伤害他人生命。保护公民的生命健康权不仅是护理工作的重要任务,而且也是护士重要的法律和道德责任。

2. 平等的医疗权 凡患者不分性别、国籍、民族、信仰、社会地位和病情轻重,都有权平等地享有医疗卫生资源。

3. 知情同意权 患者有权对疾病的诊断、治疗、风险益处、费用开支等真实情况有所了解,有权要求医务人员作出通俗易懂的解释,患者在完全知情的情况下有选择、接受和拒绝的权利。

4. 隐私权 患者在医疗过程中,对因医疗需要而提供的个人隐私,有权要求医方给予保密。《中华人民共和国侵权责任法》规定:"医疗机构及其医务人员应当对患者的隐私保密。泄露患者隐私或者未经患者同意公开其病历资料,造成患者损害的,应当承担侵权责任。"

5. 索赔权 因医务人员的过失行为导致的医疗差错、事故,患者及家属有权获得补偿。

此外,患者还享有身体权、被尊重权、监督自己的医疗权利实现权、查阅及复印病历资料的权利等。

(二)患者的义务

患者在享有各种权利的同时,也需要履行以下义务:

1. 遵守医院规章制度,维护医院秩序的义务 患者有义务遵守医院的规章制度,如作

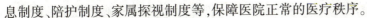

息制度、陪护制度、家属探视制度等,保障医院正常的医疗秩序。

2. 如实陈述病情的义务　患者就诊时应如实向医务人员告知病情和有关问题,不得隐瞒和欺骗,否则造成的后果由患者承担。

3. 积极接受和配合治疗的义务　医疗过程不仅需要医务人员的正确诊治、护理,更需要患者及家属积极配合,才能保障治疗效果。

4. 尊重的义务　患者应尊重医务人员的人身、人格尊严及劳动成果,不得因任何原因打骂医务人员,甚至侵犯医务人员的人身安全。

5. 自觉缴纳医疗费用的义务　医务人员为患者提供医疗服务,患者必须按时按数缴纳医疗费、住院费及其他相关合理费用。

此外,患者还有病愈后及时出院、支持医学学科发展的义务等。

第四节　护理安全管理

一、护理安全管理概述

1. 护理安全　护理安全(nursing safety)是指护士在实施护理的全过程中,确保不发生范围以外的不幸或损失的风险。它包括护理主体的安全和护理对象的安全,即护士安全和患者安全。

2. 护理安全管理　护理安全管理是指对各种护理不安全因素进行有效的控制,从根本上采取有效的预防措施,将差错事故降低到最低限度,确保患者安全,创造一个安全有效的医疗护理环境。

二、影响护理安全管理的因素

1. 管理层因素　主要包括护理安全管理制度不完善、业务培训不到位、质量监控不力、护理人员配置不足、抢救设备准备不足或管理不善、对紧急意外事件及关键环节预见性不足等。

2. 护士的因素　主要包括护士法律意识淡薄、业务技能不扎实、责任心不强、与患者缺乏有效沟通、工作强度大,经常处于高度紧张的工作状态及缺乏自我保护意识等。

3. 患者的因素　患者特殊的身体状况导致其容易发生跌倒等伤害,患者及家属对医疗护理期望值过高,现代患者的维权意识增强以及患者的特殊心理状况等都会带来安全隐患。

4. 环境的因素　主要包括医院基础设施配备不足、设备性能及物品配置欠完善、病房布局不当及缺乏防护措施等。

三、护理安全管理措施

1. 建立护理安全管理机制　建立护理安全管理机制是护理安全管理的重要保障。成立护理安全督导组织,明确护理安全管理职责,实施三级管理体制,定期召开护理安全会议,分析护理不安全事件及隐患,及时发现安全隐患并提出改进措施。

2. 健全护理安全管理制度　完善和制定各项护理安全管理制度是护理安全管理措施落实的具体体现。例如制订各种应急预案、护理风险防范的具体措施、实行非惩罚性护理不安全事件报告制度等,并严格遵守执行,利用制度约束护士行为,切实提高护理服务的安全性和有效性。

3. 优化职场安全环境,强化职业安全教育 医院创造安全健康的工作环境,科学合理设置医院各部门布局,加强护患沟通,做好健康教育,提高患者依从性及满意度,加强护士的职业安全教育,树立全员安全理念,定期开展护理安全方面的法律培训,并提高自身业务水平和专业素质。

知识窗

国际患者安全目标（IPSG）

目标1　正确识别患者。
目标2　增进有效沟通。
目标3　改善高警讯药品的安全性。
目标4　确保正确的手术部位、操作和患者。
目标5　降低医疗相关感染的风险。
目标6　降低患者因跌倒受到伤害的风险。

第五节　护理质量缺陷管理

护理质量缺陷管理的最终目的是确保护理安全。在护理管理中,护理安全管理是重点,是护理质量的保证,是优质服务的关键,也是防范和减少医疗事故及纠纷的重要环节。

一、护理质量缺陷概述

护理质量缺陷(nursing quality defective)是指在护理工作中,由于各种原因导致的一切不符合护理质量标准的现象和结果。护理质量缺陷表现为:患者对护理工作不满意、护理纠纷、医疗事故。

1. 患者对护理工作不满意 是指患者感知服务结果小于期望的恰当服务,且超出容忍区所形成的一种心理状态。

2. 护理纠纷 是指患者或家属对护理过程、内容、结果、收费、服务态度等不满意而发生的争执,或护患双方对同一护理事件的原因、结果、处理方式或严重程度产生分歧,发生的争议。

3. 医疗事故 医疗事故需要医疗事故鉴定委员会鉴定才能认定为医疗事故。

(1)医疗事故的概念:医疗事故(medical negligence)是指医疗机构及其医务人员在医疗活动中,违反医疗卫生管理法律、行政法规、部门规章和诊疗规范、常规,过失造成患者人身损害的事故。

(2)医疗事故的分级:根据对患者人身造成的损害程度,医疗事故分为四级:一级医疗事故是指造成患者死亡、重度残疾的;二级医疗事故是指造成患者中度残疾、器官组织损伤导致严重功能障碍的;三级医疗事故是指造成患者轻度残疾、器官组织损伤导致一般功能障碍的;四级医疗事故是指造成患者明显人身损害的其他后果。

（3）医疗事故的构成要素：①医疗事故的主体是合法的医疗机构及其医务人员。②医疗机构及其医务人员违反了医疗卫生管理法律法规和诊疗护理规范、常规。③医疗事故的直接行为人在诊疗护理中存在主观过失。④患者存在人身损害后果。⑤医疗行为与损害后果之间存在因果关系。⑥必须在医疗活动中发生。

（4）有下列情形之一的，不属于医疗事故：①在紧急情况下，为抢救垂危患者生命而采取紧急医学措施造成不良后果的。②在医疗活动中，由于患者病情异常或者患者体质特殊而发生医疗意外的。③在现有医学科学技术条件下，发生无法预料或者不能防范的不良后果的。④无过错输血感染造成不良后果的。⑤因患方原因延误诊疗导致不良后果的。⑥因不可抗力造成不良后果的。

（5）医疗事故的预防及处理：医疗机构及其医务人员在医疗活动中，必须严格遵守医疗卫生管理法律、行政法规、部门规章和诊疗护理规范、常规，恪守医疗服务职业道德；因抢救急危患者，未能及时书写病历的，有关医务人员应当在抢救结束后6小时内据实补记，并加以注明；严禁涂改、伪造、隐匿、销毁或者抢夺病历资料；发生或发现医疗过失行为，医疗机构及其医务人员应当立即采取有效措施，避免或者减轻对患者身体健康的损害；对疑似输液、输血、注射、药物等引起不良后果的，医患双方应当共同对现场实物进行封存和启封，封存的现场实物由医疗机构保管；需要检验的，应当由双方共同指定的、依法具有检验资格的检验机构进行检验；双方无法共同指定时，由卫生行政部门指定；疑似输血引起不良后果，需要对血液进行封存保留的，医疗机构应当通知提供该血液的采供血机构派员到场；患者死亡，医患双方当事人不能确定死因或者对死因有异议的，应当在患者死亡后48小时内进行尸检；具备尸体冻存条件的，可以延长至7日。尸检应当经死者近亲属同意并签字；尸检应当由按照国家有关规定取得相应资格的机构和病理解剖专业技术人员进行。

二、护理质量缺陷的防范与处理

（一）护理质量缺陷的防范措施

1. 合理调配人力资源　医院应重视护理人员的身心健康，合理配备人员，避免护理人员劳动负荷过重，使其在工作中保持良好的状态，构建融洽的工作环境。

2. 加强法制教育　医院要有计划地对在职护士进行法律知识的培训，引导护士学法、懂法、用法，规范自身行为，依法维护患者和自身的权益。

3. 加强业务培训，增强服务意识　护士只有具备扎实的理论基础及实践能力，才能在临床繁忙与紧张的护理工作中，忙而不乱。因此只有医院加强护士"三基"培训，并使其熟练掌握基本抢救技能，提高护士的执业能力，才能从根本上防范护理缺陷的发生。与此同时，护理人员也要加强服务意识，培养良好的职业操守，真正做到"以病人为中心"，体察患者，构建和谐的护患关系。

4. 严格执行各项规章制度　护士应当明确岗位职责，熟练掌握护理核心制度及护理常规，严格遵守各项规章制度，保证护理行为合法、规范。

（二）护理质量缺陷的处理程序及上报制度

护理质量缺陷一旦发生，不管最终的表现形式是患者不满意还是护理纠纷，甚至是医疗事故的发生，医务人员都应该立即采取措施，将危害降至最低。

1. 护理质量缺陷的处理程序 ①积极抢救,保护患者。②详细记录,封存病历资料及相关用物,以备查验。③稳定患者及家属情绪,及时做好医患沟通。④填写"不良事件上报表",在24小时内逐级上报。⑤分析讨论事件发生原因、提出改进措施并制订预防措施。

2. 护理质量缺陷的上报程序 发生一般护理质量缺陷后,当事人应立即口头向科主任和护士长报告,科室24小时内上报护理部;若为严重护理质量缺陷,当事人除积极向护士长和科主任报告外,6小时内必须书面向医院主管部门报告;有关部门接到护理质量缺陷上报后,立即根据事件的严重程度及时调查处理,并进行成因分析讨论,制订整改方案,组织学习,避免类似事件的再次发生。

《三级综合医院评审标准》(2011年版)明确倡导和鼓励主动上报不安全事件,国家卫生和计划生育委员会建立医疗安全(不良)事件报告系统,要求医务人员对不良事件报告制度知晓率要达到100%,对不良事件呈报实行非惩罚制度,但若为重大医疗过失则按《重大医疗过失行为和医疗事故报告》规定执行。

第六节 护理工作中相关的法律问题

一、护士执业活动中的法律责任

《护士条例》第五章关于护士执业活动中的法律责任给予了明确阐述。

1. 护士在执业活动中有下列情形之一的,由县级以上地方人民政府卫生主管部门依据职责分工责令改正,给予警告;情节严重的,暂停其6个月以上1年以下执业活动,直至由原发证部门吊销其护士执业证书。①发现患者病情危急未立即通知医师的。②发现医嘱违反法律法规、规章或者诊疗技术规范的规定,未依照《护士条例》第十七条的规定提出或者报告的。③泄露患者隐私的。④发生自然灾害、公共卫生事件等严重威胁公共生命健康的突发事件,不服从安排参加医疗救护的。⑤护士在执业活动中造成医疗事故的,依照医疗事故处理的有关规定承担法律责任。

2. 护士被吊销执业证书的,自执业证书被吊销之日起2年内不得申请执业注册。

3. 护士执业注册申请人隐瞒有关情况或者提供虚假材料申请护士执业注册的,卫生行政部门不予受理或者不予护士执业注册,并给予警告;已经注册的,应当撤销注册。

二、护理制度规范在依法执业中的作用

护理规章制度、操作规范指南虽然不是法律法规,但却是行业规范,是护士进行各项工作的标准,尤其是护理核心制度在安全护理中起着保驾护航的作用。临床护士对核心制度掌握不全面,操作规范执行不力,安全风险评估不足,法律意识淡薄,将严重危及患者安全,侵犯患者权利,造成医疗护理法律责任纠纷,影响患者和社会对医院的满意度。因此,护士在工作中必须严格执行各项规章制度,严格执行各项护理工作指南,按要求规范操作,确保患者安全,这是护士切实履行义务、避免发生侵权行为的法律保障。

护理核心制度

一、护理质量管理制度

二、病房管理制度

三、抢救工作制度

四、分级护理制度

五、护理交接班制度

六、查对制度

七、给药制度

八、护理查房制度

九、患者健康教育制度

十、护理会诊制度

十一、病房一般消毒隔离管理制度

十二、护理安全管理制度

十三、护理不良事件上报制度

十四、患者身份识别制度

三、依法执业问题

（一）侵权行为与犯罪

侵权行为是指医务人员对患者的权利进行侵害导致患者利益受损的行为。主要涉及侵犯患者的人身自由权、生命健康权、隐私权、知情同意权。

侵权行为是违反法律的行为,情节严重者要承担刑事责任。

（二）失职行为与渎职罪

1. 基本概念　护士失职行为是指由于护士主观上的不良行为或明显的疏忽大意,损害护理对象的权益或影响护理对象健康恢复进程的行为。

护士渎职罪是指护士在执业时,严重不负责任,违反各项规章制度和护理常规,造成患者死亡或严重伤害的违法行为。

护士失职行为或护士渎职罪是由其医疗护理行为对患者形成的后果决定的。

2. 常见的失职行为或渎职行为　常见的护士临床工作中的失职行为或渎职行为主要有以下几种情况:①对危、急、重症患者不采取任何急救措施或转院治疗,以致贻误治疗或丧失抢救时机的行为。②擅离职守,不履行职责,以致贻误治疗或丧失抢救时机的行为。③由于查对不严格或查对错误,不遵守操作规程,以致打错针、发错药的行为。④不认真执行消毒隔离制度和无菌操作规程,使患者发生交叉感染的行为。⑤不认真履行护理基本职责,护理文书书写不合格的行为。⑥未及时执行医嘱,导致患者用药不及时、手术延误等的行为。⑦为戒酒、戒毒者提供酒或毒品是严重渎职行为;窃取病区麻醉限制药品,如哌替啶、吗啡等或自己使用成瘾,视为吸毒罪;贩卖捞取钱财构成贩毒罪,均应受到法律严惩。

（三）执行医嘱的问题

医嘱通常是护理人员对患者施行诊断和治疗措施的依据。一般情况下,护理人员应一丝不苟地执行医嘱,随意篡改或无故不执行医嘱都属于违法行为。但是护士有报告存在问题医嘱的义务,不能机械地执行。

如果护士发现医嘱违反法律法规、规章或诊疗技术规范规定的,应当及时向开具医嘱的医师提出;必要时,应当向该医师所在科室的负责人或者医疗服务管理人员报告。只有在紧急情况下,护士才执行口头医嘱,执行时护士应复述一遍,确认无误后方可执行,执行时双人核查,执行后及时记录。若因抢救患者无法记录,应该在抢救工作结束后6小时内据实补记完整。

（四）护理实习生和临床带教的问题

《护士条例》规定:"未取得护士执业证书的人员,不得从事诊疗技术规范规定的护理活动;在教学、综合医院进行护理临床实习的人员应当在护士指导下开展有关工作。"实习护士是正在学习的护理专业的学生,没有取得护士执业证书,尚不具备独立工作的权利。因此,临床实习应当在具备带教资质的护士指导下进行护理操作,实习护生如擅自离开带教护士的指导,独立进行操作,对患者造成了伤害,要承担法律责任。如果实习护生在执业护士的指导下,因操作不当给患者造成损害,发生护理差错或事故,除本人负责外,带教护士也要负法律责任。护生也有权拒绝执行自己实习中未曾学过的技能或认为尚不熟悉的技能。

四、执业安全问题

（一）护理禁业问题

《护士条例》规定,医疗机构不得允许下列人员在本机构从事护理工作:①未取得护士执业证书的人员。②未按规定办理执业地点变更手续的护士。③执业注册有效期满未延期注册的护士。④虽取得执业证书但未经注册的护士只能在注册护士的指导下做一些护理辅助工作,不能独立上岗,否则视为无证上岗、非法执业。

（二）职业安全问题

职业安全是指在法律、技术、设备、教育等方面采取相应的措施以防止职工在执业活动过程中发生各种伤亡事故的工作领域。

护士在执行医疗护理活动过程中存在诸多的不安全因素,是发生职业损伤的高危群体。危害护士职业安全的因素有机械性的、物理性的、化学性的、心理性的,这些相关损伤因素严重威胁护士的身心健康。护理管理者要建立适当的职业安全与防护制度,最大限度地保障护士的职业安全。

护士在执业活动中,也有获得与其所从事的护理工作相适应的卫生防护、医疗保健服务的权利。

《中华人民共和国传染病防治法》明确规定:"医疗机构应当确定专门的部门或人员,承担医疗活动中与医院感染有关的危险因素监测、安全防护、消毒、隔离和医疗废物处置工作。"

《医院感染管理办法》对医务人员的职业卫生防护提出了明确的要求,具体包括"医疗机构应当制订医务人员职业卫生防护工作的具体措施,提供必要的防护物品,保障医务人员的职业健康;对医务人员进行有关预防医院感染的职业卫生安全防护知识的培训;其职业卫生防护工作应符合规定要求;而对执行不力,未对医务人员职业防护提供必要保障的医疗机构,要进行相应的处罚。"

（三）职业保险

1. 职业保险的概念　职业保险是指从业者通过定期向保险公司交纳保险费,使其一旦在职业保险范围内突然发生责任事故时,由保险公司承担对受损害者的赔偿。

2. 职业保险的作用　参加职业保险虽然并不能摆脱护士在护理事故或纠纷中的法律责任,但实际上可在一定程度上抵消其为该责任所要付出的代价,不仅是对护士自身利益的保护,而且也是对患者的保护。职业保险的作用是:①保险公司可在政策范围内为护士提供法定代理人,以避免其受法庭审判的影响或减轻法庭的判决。②保险公司可在败诉以后为护士支付赔偿金,使其不至于因此而造成经济上的损失。③因其损害者能得到及时合适的经济补偿,而减轻护士在道义上的负罪感,较快地达到心理平衡。

（秦元梅）

自测题

一、A1 型题

1. 《护士条例》的根本宗旨是（　　　）
　　A. 维护护士合法权益　　　　B. 促进护理事业发展　　　　C. 规范护理行为
　　D. 保障医疗安全和人体健康　E. 以上均是

2. 护士执业注册的有效期为（　　　）
　　A. 2 年　　　　　　　　　　B. 3 年　　　　　　　　　　C. 5 年
　　D. 8 年　　　　　　　　　　E. 0 年

3. 护士申请延续注册的时间应为（　　　）
　　A. 有效期届满前半年　　　　B. 有效期届满前 30 日
　　C. 有效期届满后 30 日　　　　D. 有效期届满后半年
　　E. 有效期届满前一年

4. 申请注册的护理专业毕业生,应在教学或综合医院完成临床实习,其时限至少为（　　　）
　　A. 6 个月　　　　　　　　　B. 8 个月　　　　　　　　　C. 10 个月
　　D. 12 个月　　　　　　　　　E. 15 个月

5. 关于申请护士执业注册,**错误**的是（　　　）
　　A. 申请人向拟执业所在地的省级人民政府卫生主管部门提出申请
　　B. 护士执业注册的受理期限为 20 个工作日
　　C. 护士执业注册证书包含有效期信息
　　D. 护士执业注册证书不包含护士执业地点信息
　　E. 不符合规定条件的,不予注册,并书面说明理由

6. 下列关于护患关系的理解,**不正确**的是（　　　）
　　A. 护患关系是一种帮助与被帮助的关系
　　B. 护患关系是一种治疗关系
　　C. 护患关系是以护士为中心的关系
　　D. 护患关系是多方面、多层面的专业性互动关系
　　E. 护患关系是在护理活动中形成的

7. 护理规章制度不健全属于护理安全相关因素中的（　　　）

A. 护士因素　　　　　B. 技术因素　　　　　C. 环境因素

D. 管理因素　　　　　E. 患者因素

8. 下列属于二级医疗事故的是(　　)

A. 造成患者死亡、重度残疾的

B. 造成患者中度残疾、器官组织损伤导致严重功能障碍的

C. 造成患者轻度残疾的

D. 造成患者明显人身损害的其他后果的

E. 造成患者器官组织损伤导致一般功能障碍的

9. 病房护士发生一般护理差错后,护士长应及时上报护理部,上报的时间**不超过**(　　)

A. 6 小时　　　　　B. 12 小时　　　　　C. 24 小时

D. 36 小时　　　　　E. 48 小时

10. 因护士在患者及家属面前说话不注意语气与形象引起的护理缺陷属于(　　)

A. 护理管理不善造成的缺陷

B. 违反护理规范、常规所造成的缺陷

C. 工作不认真、缺乏责任感造成的缺陷

D. 护士培训工作不到位造成的缺陷

E. 护理人员配置不合理造成的缺陷

11. 下列情况下,护士应该对医嘱提出报告,确认后再执行的是(　　)

A. 医嘱书写不清楚

B. 医嘱书写明显错误,包括医学术语、剂量、用法错误

C. 医嘱内容违反诊疗常规、药物使用规则

D. 医嘱内容与平常医嘱内容有较大差别

E. 以上均正确

12. 抢救患者时,护士进行的下列工作中**不正确**的是(　　)

A. 口头医嘱复诵后再执行　　　　　B. 用完的空安瓿应及时处理

C. 抢救后应及时请医生补写医嘱　　D. 抢救记录字迹清晰、及时准确

E. 医生未到时可先建立静脉通道

13. 患者在诊疗活动中受到损害,医疗机构及其医务人员有过错的,需承担赔偿责任的是(　　)

A. 医务人员　　　　　B. 医疗机构　　　　　C. 医疗机构负责人

D. 医务人员和医疗机构　　E. 科室负责人

14. 护士在紧急情况下为抢救患者生命实施必要的紧急救护,下列**不正确**的是(　　)

A. 必须依照诊疗技术规范

B. 必须有医师在场指导

C. 根据患者的实际情况和自身能力水平进行力所能及的救护

D. 避免对患者造成伤害

E. 必须符合护理操作规范

15. 代表持有者具备护士执业资格,可以从事护理专业技术活动的是(　　)

A.《护士执业证书》　　　　　B. 高等学校护理学专业毕业证书

C.《专科护士培训合格证书》　　D.《护理员资格证书》

E. 医院实习结业证书

16. 医疗机构**不得**允许下列人员在本机构独立从事护理工作的是(　　)

    A. 未取得护士执业证书的人员

    B. 未按规定办理执业地点变更手续的护士

    C. 执业注册有效期满未延期注册的护士

    D. 虽取得执业证书但未经注册的护士

    E. 以上均正确

二、A2 型题

17. 护士小张,进行护士注册未满 5 年,现因工作调动,欲往外地某医院继续从事护理工作,现在应办理的申请是(　　)

    A. 护士执业注册申请   B. 护士逾期注册申请

    C. 护士延期注册申请   D. 重新申请护士执业注册

    E. 护士变更注册申请

18. 一名护士在给一个病情危重的患者吸痰时因吸痰器负压小,就说:"这破玩意儿,早就该淘汰了!"患者家属以抢救措施不到位为由,诉讼医院延误抢救。产生纠纷的主要原因是(　　)

    A. 护理人员的自我保护意识欠缺、法律意识淡薄

    B. 护理人员负荷过重

    C. 操作技术不规范

    D. 患者难商量

    E. 医院设备配置不合理

三、A3/A4 型题

(19～20 题共用题干)

患者,男,62 岁。上腹部手术术后第 3 天,发现"咳痰困难、呼吸窘迫",值班护士未及时向医师报告病情,仅予坐位拍背。约 5 分钟后,患者面色青紫、大汗淋漓,给予吸氧。20 分钟后,心跳呼吸骤停,经值班医师抢救无效,死亡。

19. 该护士的行为**错在**(　　)

    A. 给予了错误的处理方式   B. 未通知家属

    C. 违反了护理操作规范   D. 未及时向医生报告病情

    E. 不符合诊疗规范

20. 该事件属于(　　)

    A. 一般差错   B. 一级医疗事故

    C. 二级医疗事故   D. 三级医疗事故

    E. 过失行为

实 训 指 导

实训1　编制一份社区卫生服务中心的年度护理工作计划

一、目的要求

1. 掌握社区卫生服务中心的护理工作内容。
2. 能够撰写一份详细的社区卫生服务中心年度护理工作计划。

二、知识要点

1. 社区卫生服务中心的护理工作内容。
2. 书写社区卫生服务中心护理工作计划的格式。

三、实训环境

1. 实训地点　学校周围的社区卫生服务中心。
2. 指导教师　任课教师。
3. 实训条件　学校统一配备电脑及打印机。

四、实训步骤

1. 准备　提前1~2周布置学生查阅社区卫生服务中心的相关资料,完成资料准备。
2. 分组　4~5人为一组,每个小组指定1名组长。
3. 实训　指导教师组织学生分组到附近的社区卫生服务中心见习,了解他们的护理工作内容。
4. 讨论　各小组分组进行讨论,完善计划书,并推选一名同学在全班宣读。
5. 总结　指导老师总结,提出存在的问题和改进建议。

五、注意事项

1. 资料应真实,在实践的基础上完成,不得抄袭。
2. 讨论时,指导教师要注意引导、启发,避免一味说教。
3. 总结时,要注意对学生的努力给予肯定,避免打击学生的积极性。

实训 2　激励理论在护理工作中的应用

一、目的要求

1. 掌握激励理论的要点及应用。
2. 能正确应用激励理论解决护理工作中的问题。

二、知识要点

1. 激励理论的内容。
2. 激励的方法及艺术。

三、实训环境

1. 实训地点　多媒体教室。
2. 指导教师　任课教师。
3. 实训条件　每组学生配备相应的桌椅。

四、实训步骤

1. 分组　5～6 人为一组,每个小组推选 1 位组长。
2. 实训　给出一个临床案例,让学生运用激励理论、原则和方法进行分析。
3. 讨论　分组讨论,每组选一名学生发言。
4. 总结　指导教师总结,提出存在的问题和改进意见。

五、注意事项

1. 要结合所学的激励理论、原则和方法,有针对性地进行分析。
2. 小组讨论和教师总结时,要运用激励理论和激励的艺术,提高激励的效果。

实训 3　运用 PDCA 管理循环提高患者满意度

一、目的要求

1. 掌握 PDCA 管理循环各阶段的工作内容。
2. 以提高患者满意度为目标,通过实践调查,分析列出 PDCA 管理循环 8 个步骤的具体内容。
3. 学生沟通能力、分析能力、知识应用能力得到提高。

二、知识要点

1. 熟悉 PDCA 循环的特点。
2. 掌握 PDCA 循环的工作程序

三、实训环境

1. 实训地点　二级或二级以上医院。
2. 指导教师　护士长及任课教师。
3. 实训条件　任教老师做好医院实训安排和协调,并安排好学生讨论室。

四、实训步骤

1. 分组　8~10 人为一组,选出 1 名组长。
2. 准备　教师确定每组实训科室、时间、要求,学生查阅资料,了解相关科室信息,完成实训前资料准备。
3. 实训　每组去一个临床科室,由护士长带领进行观摩和资料收集。与不同患者交流,了解其各自的需求、对医院和护理服务的满意度以及不满意的原因,做好记录。
4. 讨论　根据实训了解的情况,各组讨论并记录。
5. 成文　根据讨论结果,列出 PDCA 循环 8 个步骤的具体内容。

五、注意事项

1. 遵守医院及科室管理要求。
2. 以病人为中心,注意沟通技巧。
3. 全员参与,发挥每个学生的主观能动性和创造性。

附　录

附录1　护士条例

（中华人民共和国国务院第517号令）

第一章　总　　则

第一条　为了维护护士的合法权益,规范护理行为,促进护理事业发展,保障医疗安全和人体健康,制定本条例。

第二条　本条例所称护士,是指经执业注册取得护士执业证书,依照本条例规定从事护理活动,履行保护生命、减轻痛苦、增进健康职责的卫生技术人员。

第三条　护士人格尊严、人身安全不受侵犯。护士依法履行职责,受法律保护。

全社会应当尊重护士。

第四条　国务院有关部门、县级以上地方人民政府及其有关部门以及乡(镇)人民政府应当采取措施,改善护士的工作条件,保障护士待遇,加强护士队伍建设,促进护理事业健康发展。

国务院有关部门和县级以上地方人民政府应当采取措施,鼓励护士到农村、基层医疗卫生机构工作。

第五条　国务院卫生主管部门负责全国的护士监督管理工作。

县级以上地方人民政府卫生主管部门负责本行政区域的护士监督管理工作。

第六条　国务院有关部门对在护理工作中做出杰出贡献的护士,应当授予全国卫生系统先进工作者荣誉称号或者颁发白求恩奖章,受到表彰、奖励的护士享受省部级劳动模范、先进工作者待遇;对长期从事护理工作的护士应当颁发荣誉证书。具体办法由国务院有关部门制定。

县级以上地方人民政府及其有关部门对本行政区域内做出突出贡献的护士,按照省、自治区、直辖市人民政府的有关规定给予表彰、奖励。

第二章　执业注册

第七条　护士执业,应当经执业注册取得护士执业证书。

申请护士执业注册,应当具备下列条件:

(一) 具有完全民事行为能力;

(二) 在中等职业学校、高等学校完成国务院教育主管部门和国务院卫生主管部门规定的普通全日制3年以上的护理、助产专业课程学习,包括在教学、综合医院完成8个月以上

护理临床实习,并取得相应学历证书;

（三）通过国务院卫生主管部门组织的护士执业资格考试;

（四）符合国务院卫生主管部门规定的健康标准。

护士执业注册申请,应当自通过护士执业资格考试之日起 3 年内提出;逾期提出申请的,除应当具备前款第（一）项、第（二）项和第（四）项规定条件外,还应当在符合国务院卫生主管部门规定条件的医疗卫生机构接受 3 个月临床护理培训并考核合格。

护士执业资格考试办法由国务院卫生主管部门会同国务院人事部门制定。

第八条　申请护士执业注册的,应当向拟执业地省、自治区、直辖市人民政府卫生主管部门提出申请。收到申请的卫生主管部门应当自收到申请之日起 20 个工作日内做出决定,对具备本条例规定条件的,准予注册,并发给护士执业证书;对不具备本条例规定条件的,不予注册,并书面说明理由。

护士执业注册有效期为 5 年。

第九条　护士在其执业注册有效期内变更执业地点的,应当向拟执业地省、自治区、直辖市人民政府卫生主管部门报告。收到报告的卫生主管部门应当自收到报告之日起 7 个工作日内为其办理变更手续。护士跨省、自治区、直辖市变更执业地点的,收到报告的卫生主管部门还应当向其原执业地省、自治区、直辖市人民政府卫生主管部门通报。

第十条　护士执业注册有效期届满需要继续执业的,应当在护士执业注册有效期届满前 30 日向执业地省、自治区、直辖市人民政府卫生主管部门申请延续注册。收到申请的卫生主管部门对具备本条例规定条件的,准予延续,延续执业注册有效期为 5 年;对不具备本条例规定条件的,不予延续,并书面说明理由。

护士有行政许可法规定的应当予以注销执业注册情形的,原注册部门应当依照行政许可法的规定注销其执业注册。

第十一条　县级以上地方人民政府卫生主管部门应当建立本行政区域的护士执业良好记录和不良记录,并将该记录记入护士执业信息系统。

护士执业良好记录包括护士受到的表彰、奖励以及完成政府指令性任务的情况等内容。护士执业不良记录包括护士因违反本条例以及其他卫生管理法律、法规、规章或者诊疗技术规范的规定受到行政处罚、处分的情况等内容。

第三章　权利和义务

第十二条　护士执业,有按照国家有关规定获取工资报酬、享受福利待遇、参加社会保险的权利。任何单位或者个人不得克扣护士工资,降低或者取消护士福利等待遇。

第十三条　护士执业,有获得与其所从事的护理工作相适应的卫生防护、医疗保健服务的权利。从事直接接触有毒有害物质、有感染传染病危险工作的护士,有依照有关法律、行政法规的规定接受职业健康监护的权利;患职业病的,有依照有关法律、行政法规的规定获得赔偿的权利。

第十四条　护士有按照国家有关规定获得与本人业务能力和学术水平相应的专业技术职务、职称的权利;有参加专业培训、从事学术研究和交流、参加行业协会和专业学术团体的权利。

第十五条　护士有获得疾病诊疗、护理相关信息的权利和其他与履行护理职责相关的权利,可以对医疗卫生机构和卫生主管部门的工作提出意见和建议。

第十六条　护士执业,应当遵守法律、法规、规章和诊疗技术规范的规定。

第十七条　护士在执业活动中,发现患者病情危急,应当立即通知医师;在紧急情况下为抢救垂危患者生命,应当先行实施必要的紧急救护。

护士发现医嘱违反法律、法规、规章或者诊疗技术规范规定的,应当及时向开具医嘱的医师提出;必要时,应当向该医师所在科室的负责人或者医疗卫生机构负责医疗服务管理的人员报告。

第十八条　护士应当尊重、关心、爱护患者,保护患者的隐私。

第十九条　护士有义务参与公共卫生和疾病预防控制工作。发生自然灾害、公共卫生事件等严重威胁公众生命健康的突发事件,护士应当服从县级以上人民政府卫生主管部门或者所在医疗卫生机构的安排,参加医疗救护。

第四章　医疗卫生机构的职责

第二十条　医疗卫生机构配备护士的数量不得低于国务院卫生主管部门规定的护士配备标准。

第二十一条　医疗卫生机构不得允许下列人员在本机构从事诊疗技术规范规定的护理活动:

(一) 未取得护士执业证书的人员;

(二) 未依照本条例第九条的规定办理执业地点变更手续的护士;

(三) 护士执业注册有效期届满未延续执业注册的护士。

在教学、综合医院进行护理临床实习的人员应当在护士指导下开展有关工作。

第二十二条　医疗卫生机构应当为护士提供卫生防护用品,并采取有效的卫生防护措施和医疗保健措施。

第二十三条　医疗卫生机构应当执行国家有关工资、福利待遇等规定,按照国家有关规定为在本机构从事护理工作的护士足额缴纳社会保险费用,保障护士的合法权益。

对在艰苦边远地区工作,或者从事直接接触有毒有害物质、有感染传染病危险工作的护士,所在医疗卫生机构应当按照国家有关规定给予津贴。

第二十四条　医疗卫生机构应当制定、实施本机构护士在职培训计划,并保证护士接受培训。

护士培训应当注重新知识、新技术的应用;根据临床专科护理发展和专科护理岗位的需要,开展对护士的专科护理培训。

第二十五条　医疗卫生机构应当按照国务院卫生主管部门的规定,设置专门机构或者配备专(兼)职人员负责护理管理工作。

第二十六条　医疗卫生机构应当建立护士岗位责任制并进行监督检查。

护士因不履行职责或者违反职业道德受到投诉的,其所在医疗卫生机构应当进行调查。经查证属实的,医疗卫生机构应当对护士做出处理,并将调查处理情况告知投诉人。

第五章　法律责任

第二十七条　卫生主管部门的工作人员未依照本条例规定履行职责,在护士监督管理工作中滥用职权、徇私舞弊,或者有其他失职、渎职行为的,依法给予处分;构成犯罪的,依法追究刑事责任。

第二十八条　医疗卫生机构有下列情形之一的,由县级以上地方人民政府卫生主管部门依据职责分工责令限期改正,给予警告;逾期不改正的,根据国务院卫生主管部门规定的护士配备标准和在医疗卫生机构合法执业的护士数量核减其诊疗科目,或者暂停其6个月以上1年以下执业活动;国家举办的医疗卫生机构有下列情形之一、情节严重的,还应当对负有责任的主管人员和其他直接责任人员依法给予处分:

(一)违反本条例规定,护士的配备数量低于国务院卫生主管部门规定的护士配备标准的;

(二)允许未取得护士执业证书的人员或者允许未依照本条例规定办理执业地点变更手续、延续执业注册有效期的护士在本机构从事诊疗技术规范规定的护理活动的。

第二十九条　医疗卫生机构有下列情形之一的,依照有关法律、行政法规的规定给予处罚;国家举办的医疗卫生机构有下列情形之一、情节严重的,还应当对负有责任的主管人员和其他直接责任人员依法给予处分:

(一)未执行国家有关工资、福利待遇等规定的;

(二)对在本机构从事护理工作的护士,未按照国家有关规定足额缴纳社会保险费用的;

(三)未为护士提供卫生防护用品,或者未采取有效的卫生防护措施、医疗保健措施的;

(四)对在艰苦边远地区工作,或者从事直接接触有毒有害物质、有感染传染病危险工作的护士,未按照国家有关规定给予津贴的。

第三十条　医疗卫生机构有下列情形之一的,由县级以上地方人民政府卫生主管部门依据职责分工责令限期改正,给予警告:

(一)未制定、实施本机构护士在职培训计划或者未保证护士接受培训的;

(二)未依照本条例规定履行护士管理职责的。

第三十一条　护士在执业活动中有下列情形之一的,由县级以上地方人民政府卫生主管部门依据职责分工责令改正,给予警告;情节严重的,暂停其6个月以上1年以下执业活动,直至由原发证部门吊销其护士执业证书:

(一)发现患者病情危急未立即通知医师的;

(二)发现医嘱违反法律、法规、规章或者诊疗技术规范的规定,未依照本条例第十七条的规定提出或者报告的;

(三)泄露患者隐私的;

(四)发生自然灾害、公共卫生事件等严重威胁公众生命健康的突发事件,不服从安排参加医疗救护的。

护士在执业活动中造成医疗事故的,依照医疗事故处理的有关规定承担法律责任。

第三十二条　护士被吊销执业证书的,自执业证书被吊销之日起2年内不得申请执业注册。

第三十三条　扰乱医疗秩序,阻碍护士依法开展执业活动,侮辱、威胁、殴打护士,或者有其他侵犯护士合法权益行为的,由公安机关依照治安管理处罚法的规定给予处罚;构成犯罪的,依法追究刑事责任。

第六章　附　则

第三十四条　本条例施行前按照国家有关规定已经取得护士执业证书或者护理专业技术职称、从事护理活动的人员，经执业地省、自治区、直辖市人民政府卫生主管部门审核合格，换领护士执业证书。

本条例施行前，尚未达到护士配备标准的医疗卫生机构，应当按照国务院卫生主管部门规定的实施步骤，自本条例施行之日起 3 年内达到护士配备标准。

第三十五条　本条例自 2008 年 5 月 12 日起施行。

附录 2　优质护理服务评价细则（2014 版）

（国卫办医函〔2014〕522 号）

评价标准说明：

评价采用 ABCD 四档表示，A—优秀，B—良好，C—合格，D—不合格，评定原则是 C 条款任何一项指标未达到，不得"C"，未达"C"不评"B"；B 条款任何一项指标未达到，不得"B"，未达"B"不评"A"；A 条款任何一项指标未达到，不得"A"。

1. 医院高度重视和支持护理工作

项目	基本要求	评价要点	档次	评价方法
1-1 领导重视	医院将优质护理服务工作作为"一把手"工程，成立专门组织机构，制定切实可行的方案，明确各部门职责分工，实施目标管理	各项指标符合要求： 1. 有在院长（或副院长）领导下的优质护理服务领导小组，制定切实可行方案。定期专题研究优质护理服务存在问题，制定可行措施，实施目标管理 2. 有护理工作中长期规划和年度计划，与医院总体规划和护理发展方向一致；规划中体现优质护理服务特别是落实责任制整体护理和实施护理岗位管理的目标、规划；有年度计划、具体实施方案 3. 相关人员知晓规划、计划、方案的主要内容	C	实地查看优质护理服务的开展落实情况；访谈分管院长优质护理工作的开展情况，存在问题分析，对策，解决进度；护士长以上护理管理者知晓优质护理服务的相关内容；查阅规划、计划、方案、总结，落实情况的检查考核、追踪分析和改进措施
		符合"C"，并： 1. 有措施保障落实优质护理、实施责任制整体护理和护理岗位管理、实现护理工作中长期规划，有效执行年度计划并有总结 2. 医院各有关部门分工明确，支持措施有力	B	
		符合"B"，并：	A	

续表

项目	基本要求	评价要点	档次	评价方法
		1. 有对规划、计划、方案落实情况的追踪分析,持续改进护理工作		
		2. 优质护理覆盖100%的病房,并在门(急)诊、手术室等部门开展优质护理服务		
1-2　护士数量	护士人力资源配备与医院功能、任务及规模一致,满足护理工作需求	各项指标符合要求: 1. 护士人力资源配备与医院的功能、任务及规模一致 (1)临床护理岗位的护士数量占护士总数≥90% (2)医院病房护士总数与实际开放床位比不低于0.4:1 (3)ICU护士与实际床位之比不低于(2.5~3):1 (4)手术室护士与开放手术间之比不低于3:1	C	实地查看护士配置比例是否符合要求;查看技术要求高、风险较大、工作量大的科室,实际护士人力配置是否符合要求;科室各班次的责任护士结构和数量是否搭配合理、科学
		符合"C",并: 1. 基于护理工作量配置护士,满足护理工作需求 2. 病房护士总数与实际开放床位比不低于0.5:1(床位使用率≥93%) 3. 病房护士总数与实际开放床位比不低于0.6:1(床位使用率≥96%,平均住院日小于10天) 4. 合理配置护理员,护理员持证上岗,数量、培训、管理符合有关规定	B	访谈护士对科室护士人力配置是否了解;查阅护士花名册,是否数量配备合理;查看护理员上岗证和培训记录
		符合"B",并: 1. 能够依据专业特点和岗位需求,合理配置护理人力资源,效果良好	A	
1-3　人文环境	医院重视人文环境建设,对护士实施"人文关怀",护士能够获得与其从事的护理工作相适应的卫生防护与医疗保健服务	各项指标符合要求: 1. 护士有良好的工作环境 2. 有护士相应岗位职业防护制度及医疗保健服务的相关规定	C	实地查看护士工作环境,职业防护与医疗保健措施;访谈护士,了解医院为护士提供防护、医疗保健措施的落实情况;查阅相关制度、规范
		符合"C",并: 1. 上述制度和规定得到落实	B	
		符合"B",并: 1. 护士对工作环境满意 2. 对上述制度落实情况有追踪和评价,持续改进有成效	A	

续表

项目	基本要求	评价要点	档次	评价方法
1-4 仪器设备	护理工作所需的必备仪器、设备等落实到位,处于完好状态,有保障制度、流程、预案	各项指标符合要求: 1. 护理工作所需的必备仪器、设备等落实到位,处于完好状态 2. 有保障常用仪器、设备和抢救物品使用的制度与流程 3. 护士知晓使用制度与操作规程的主要内容	C	实地查看各科护理工作所需的仪器设备配备情况,医院医工科对临床护士正确使用仪器设备的培训记录和定期维护记录;查看护士日常仪器设备维护记录和操作正确性;有应急预案演练记录或仪器设备故障处理流程
		符合"C",并: 1. 护士按照使用制度与操作规程熟练使用输液泵、注射泵、监护仪、除颤仪、吸引器等常用仪器和抢救设备 2. 对使用中可能出现的意外情况有处理预案及措施	B	
		符合"B",并: 1. 对各科室落实情况有追踪和成效评价,有持续改进 2. 仪器、设备意外情况的处理及措施符合处理预案的要求	A	
1-5 后勤保障	后勤部门和辅助科室加大对护理工作的支持和保障力度,形成全院工作服务于临床的格局	各项指标符合要求: 1. 有后勤部门和辅助科室加大对护理工作的支持和保障的制度及落实情况	C	实地查看后勤部门和辅助科室为临床提供服务的相关制度等情况;访谈病区护士,了解后勤部门、辅助科室服务临床的及时性和有效性,访谈患者对给药服务和饮食服务的满意度
		符合"C",并: 1. 病房每床单元设备应符合《医疗机构基本标准》要求,后勤服务到病区,保证物资供应和设施完好 2. 设备科定期下临床保养、维修设备 3. 药剂科主动为住院病人单剂量摆药,送药到病房 4. 医学影像科、消毒供应室、营养部等部门能主动为临床服务	B	
		符合"B",并: 1. 对上述制度落实情况有追踪和评价,持续改进有成效	A	

续表

项目	基本要求	评价要点	档次	评价方法
1-6　信息系统	医院信息系统能够为临床护理服务提供支持	各项指标符合要求： 1. 有临床信息系统,建立基于电子病历的医院信息平台 2. 建立基于医院信息平台的护士工作站,包括医嘱处理、护理评估和护理记录等系统,能满足临床护理需求	C	实地查看信息系统的使用情况;访谈护士,了解信息系统使用是否便捷、安全、有效率
		符合"C",并： 1. 有门诊预约挂号系统 2. 有护理质量管理、护理不良事件管理、排班等护理管理系统	B	
		符合"B",并： 1. 信息系统符合《基于电子病历的医院信息平台建设技术解决方案》有关要求,符合国家医疗管理相关管理规范和技术规范 2. 信息系统不断完善,满足临床护理和服务需求	A	
1-7　护士薪酬	有全院护士的薪酬、待遇、保险等制度,落实同工同酬,护士对本职工作满意度较高	各项指标符合要求： 1. 有聘用护士薪酬、待遇、保险的相关制度、规定,并符合国家有关规定 2. 有保障护士实行同工同酬,并享有相同的福利待遇和社会保险(医疗、养老、失业保险)的制度 3. 聘用护士知晓相关制度、规定 4. 护士每年离职率≤10%	C	实地查看医院薪酬、同工同酬落实情况;查阅人事处、财务处、护理部、科室护士薪酬的相关制度和记录,护士离职率,护士满意度调查等相关资料。访谈护士对本职工作是否满意
		符合"C",并： 1. 落实不同用工形式的护士同工同酬、同等福利待遇、社会保险等 2. 对临床护理岗位护士在奖金、晋升等方面有激励措施	B	
		符合"B",并： 1. 定期开展护士满意度调查,护士对本职工作满意度较高 2. 护士每年离职率≤5%	A	

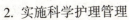

2. 实施科学护理管理

项目	基本要求	评价要点	档次	评价方法
2-1　组织体系	建立扁平化的护理管理组织体系,明确并落实护理管理职责	各项指标符合要求:	C	实地查看病人陪检、治疗饮食、标本送检、药品物品送病区等落实情况,以评判其协调机制的有效性;查阅护理管理相关资料(护理管理组织构架图等)访谈各级护理管理人员,岗位职责是否明确;临床护士对护理管理的满意度
		1. 根据《护士条例》和医院功能任务,实行扁平化的护理管理组织体系		
		2. 各级护理管理岗位有岗位说明,职责明确		
		符合"C",并:	B	
		1. 护理管理组织体系完善,有效运行		
		2. 各层级护理管理者认真落实岗位职责,有考核		
		3. 护理部主任具有高级专业技术职称,组织协调能力强,熟悉相关标准、规章制度,有较强的临床工作和教学、科研能力		
		4. 各护士长具有中级专业技术职称		
		符合"B",并:	A	
		1. 优质护理服务管理体系有效运行		
2-2　相关制度	根据责任制整体护理要求,健全并定期更新护理管理制度、护理常规、服务规范和标准,并有效落实	各项指标符合要求:	C	实地查看护理相关制度等如何落实、追踪、改进;查阅护理相关制度、规范及标准的培训记录
		1. 健全并定期更新护理管理制度、护理常规、服务规范和标准等		
		2. 有培训计划,定期开展培训		
		符合"C",并:	B	
		1. 公示相关制度、护理常规、服务规范和标准等,并能有效落实		
		符合"B",并:	A	
		1. 对培训后制度的执行效果,有追踪与评价,有持续改进		
2-3　科学设岗	按照科学管理、按需设岗、保障患者安全和临床护理质量的原则合理设置护理岗位,明确岗位职责和任职条件	各项指标符合要求:	C	实地查看各岗位护士工作情况是否符合岗位工作标准;访谈护士岗位职责和任职条件;查阅医院护理岗位名录,各岗位说明书
		1. 按照科学管理、按需设岗、保障患者安全和临床护理质量的原则合理设置护理岗位		
		2. 根据岗位职责,结合工作性质、工作任务、责任轻重和技术难度等要素,明确岗位所需护士的任职条件		
		3. 相关人员知晓本部门、本岗位的职责和任职条件		
		符合"C",并:	B	
		1. 护士的经验能力、技术水平、学历、专业技术职称应当与岗位的任职条件相匹配		

项目	基本要求	评价要点	档次	评价方法
		符合"B",并:	A	
		1. 对护士岗位管理工作有追踪和评价,持续改进有成效		
2-4　护士调配	2-4-1　对护理人力资源实行弹性调配,动态管理	各项指标符合要求: 1. 有为实行护理人力资源弹性调配的人员储备 2. 有以患者为中心保障实施人力资源弹性调配的实施方案	C	实地查看病区护士长排班,病房护士数量和结构是否合理,是否以患者为中心实施人力资源弹性调配;访谈护士长其结合本专科特点、护士结构和数量、患者病情排班的思路,中长期、短期和特殊情况下的排班具体做法;查阅护理人力资源相关资料
		符合"C",并: 1. 根据收住患者特点、护理等级比例、床位使用率,在部分科室或部分专业实施人力资源弹性调配	B	
		符合"B",并: 1. 护士由护理部门统一调配,效果良好 2. 科室排班能结合任务工作量、患者病情需要等,并兼顾护士需求	A	
	2-4-2　有各级护理管理部门紧急护理人力资源调配的规定,有执行方案	各项指标符合要求: 1. 各级护理管理部门有紧急护理人力资源调配的规定,有执行方案 2. 相关护理管理人员知晓紧急护理人力资源调配规定的主要内容与流程	C	实地查看根据储备人员名单,随机抽取,根据培训要点或技术项目,考核其业务能力;访谈护士对护理应急调配的了解,设计一个紧急事件情境,请护士长回答如何申请人力支援的流程;查阅相关规定和方案,包括节假日、突发事件、科室之间支援等;储备人员资质设定、储备人员的数量和名单、培训考核记录
		符合"C",并: 1. 有护士储备,可供紧急状态或特殊情况下调配使用 2. 对储备人员有培训、考核	B	
		符合"B",并: 1. 有紧急情况下人力资源调配演练,持续改进	A	

项目	基本要求	评价要点	档次	评价方法
2-5 培训与考核	2-5-1 根据要求实施护士岗位培训及专科护士培训	各项指标符合要求： 1. 医院有各级护士和专科护士培训的方案或计划 2. 有护士在职继续教育培训与考评制度 3. 有具体的培训安排、培训模块内容、经费保障和相关规定	C	实地查看护士培训与临床需要的结合程度，护士的实际工作能力和护士长的管理能力；访谈护士接受培训的情况；查阅护理部护士岗位培训的制度、培训内容、考核记录等，科室培训记录及护理部常规培训经费的预算和开支表
		符合"C"，并： 1. 培训与考评结合临床需求，注重实效，充分体现不同专业、不同岗位护士的特点，并与评优、晋升、薪酬挂钩 2. 有培训的实施记录	B	
		符合"B"，并： 1. 护士有较强的临床实际工作能力 2. 护士观察病情、操作技能及交流能力能达到责任护士的要求	A	
	2-5-2 培养专科护士，能够体现专科特色，真正发挥专科护士作用	各项指标符合要求： 1. 根据医院功能及需要，培养临床所需的专科护士 2. 医院有专科护士培养使用制度 3. 有开展专科护士日常训练所需的师资、设备设施等资源保障 4. 按照专科护士培训要求，有本院专科护士培训方案和培养计划	C	实地查看日常训练相关设施、培训内容，结合临床，看专科护理人才的培养和使用情况，考察护士业务能力和护理效果；访谈相关科室人员培训情况；查阅护理部专科护士培养规划及使用制度，包括专科类别、数量、使用相关政策等
		符合"C"，并： 1. 根据临床需要，恰当培养和使用专科护理人才 2. 有培训效果的追踪和评价机制	B	
		符合"B"，并： 1. 根据评价结果，持续改进培训工作，效果良好	A	

项目	基本要求	评价要点	档次	评价方法
2-6 调动积极性	建立基于护理工作量、质量、难度、风险度、技术要求、患者满意度等要素的科学绩效考核和分配制度,调动护士积极性	各项指标符合要求: 1. 有基于护理工作量、质量、难度、风险度、技术要求、患者满意度等要素的绩效考核方案 2. 绩效考核方案制定应充分征求护士意见	C	实地查看绩效考核的落实情况;访谈护士对绩效考核的知晓情况;查阅护理部、科室两级护士绩效考核相关资料
		符合"C",并: 1. 绩效考核方案能够通过多种途径方便护士查询,知晓率≥80% 2. 绩效考核结果与护士的评优、晋升、薪酬分配相结合	B	
		符合"B",并: 1. 绩效考核方案能够体现优劳优得,多劳多得,调动护士的积极性;每个班次夜班费≥50元	A	

3. 改善临床护理服务

项目	基本要求	评价要点	档次	评价方法
3-1 落实责任制整体护理	3-1-1 实施"以患者为中心"的责任制整体护理,护士分管患者,在正确评估患者的前提下,知晓并掌握患者病情变化及护理重点,为患者提供专业、规范的护理服务	各项指标符合要求: 1. 根据"以患者为中心"的责任制整体护理模式,制定实施方案 2. 每位护士平均负责患者人数≤8人	C	实地查看责任制整体护理的落实及持续改进情况;所管患者的护理措施落实情况,是否符合整体护理需求,根据需求提供专业照顾、健康指导;责任护士平均分管患者人数是否多于8人;访谈相关管理人员指导与改进的机制;查阅检查资料
		符合"C",并: 1. 护士掌握相关知识,并结合患者个性化实际情况实施"以患者为中心"的护理,并能帮助患者及其家属了解患者病情及护理的重点内容 2. 科室对落实情况进行定期检查,对存在问题有改进措施 3. 主管部门对落实情况进行定期检查,评价、分析,对存在的问题,及时反馈,并提整改建议	B	
		符合"B",并: 1. 熟练评估患者需求,采取针对性的护理措施 2. 对各科室落实情况有追踪和成效评价,有持续改进	A	

续表

项目	基本要求	评价要点	档次	评价方法
	3-1-2 为患者提供心理与健康指导服务,出院指导	各项指标符合要求:	C	实地查看责任护士是否落实心理护理和健康指导,指导符合患者个性化需求;治疗饮食由医院统一配制,护士了解所管患者饮食要求并指导;指导方式多样,资料方便使用;访谈护士对指导内容的掌握情况;查阅相关资料
		1. 有符合专业特点的心理与健康指导、出院指导、健康促进等资料,方便护士使用		
		2. 护士知晓主要内容		
		3. 通过多种方式将上述内容传递给患者		
		符合"C",并:	B	
		1. 对指导内容及时更新		
		2. 能根据患者的需求提供适宜的指导内容和方式		
		3. 对指导效果进行分析评价,有记录		
		符合"B",并:	A	
		1. 指导效果良好		
	3-1-3 注重护理专业内涵建设,加强团队合作和患者沟通,促进患者尽早康复	各项指标符合要求:	C	实地查看护士是否能够正确、规范履行护理职责,并落实到位。查看有关数据分析,是否形成"以患者为中心"的团队合作模式。访谈患者与责任护士沟通交流情况
		1. 根据《临床护理实践指南(2011版)》等文件要求,护士能够正确、规范实施治疗、密切观察、评估患者病情和专业照顾等职责		
		2. 护士在履行上述职责过程中,能够体现护理专业内涵和专业价值		
		符合"C",并:	B	
		1. 形成"以患者为中心"的合作团队,共同围绕患者病情,完成治疗计划、康复促进、健康指导等服务		
		2. 及时询问患者,加强与患者交流		
		符合"B",并:	A	
		1. 护理职责落实到位,促进患者康复加速,尽快恢复健康		

续表

项目	基本要求	评价要点	档次	评价方法
	3-1-4 深化优质护理服务模式	各项指标符合要求:	C	实地查看门(急)诊、手术室等部门开展优质护理情况,访谈患者感受。电话访谈出院患者是否获得健康教育、慢病管理及用药指导等服务。实地查看医院是否开展延伸护理服务,查阅相关数据资料体现延伸护理服务发挥的作用
		1. 在病房开展优质护理服务的基础上,在门(急)诊、手术室等部门开展优质护理服务,提升患者满意度		
		2. 注重对患者的健康教育和指导,体现人文关怀		
		符合"C",并:	B	
		1. 出院患者通过电话随访等形式能够获得健康教育、慢病管理及用药指导等服务		
		符合"B",并:	A	
		1. 积极开展延伸护理服务,对提升医院运行效率,降低医疗费用发挥作用		
3-2 满意度评价	病房管理有序,不依赖患者家属或家属自聘护工护理患者。患者对护理服务满意;医师对护士工作配合满意	各项指标符合要求:	C	实地查看护理措施是否具有专科特点,是否符合病人个性化的实际需求,是否开展出院病人电话随访及其记录,查看本病区每月随访比例不低于30%;访谈护士长或护士责任制整体护理模式内涵,小组制分工等相关内容;随机询问医师对优质护理的看法及对护士的满意度;查阅医院优质护理相关资料;3年内市级以上第三方患者满意度测评结果
		1. 病房管理有序,不依赖患者家属或家属自聘护工护理患者,全面落实优质护理服务措施		
		2. 有优质护理服务的目标和内涵,相关管理人员知晓率≥80%,护士知晓率100%		
		符合"C",并:	B	
		1. 根据各专业特点,有细化、量化的优质护理服务目标和落实措施		
		2. 开展满意度调查、电话随访工作		
		3. 定期听取患者及医护人员等多方意见和建议,持续改进优质护理服务		
		符合"B",并:	A	
		1. 优质护理服务措施落实有效,效果明显		
		2. 患者与其他医务人员满意度高		
		3. 市级以上组织的第三方患者满意度90%以上		

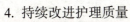

4. 持续改进护理质量

项目	基本要求	评价要点	档次	评价方法
4-1 管理组织	4-1-1 有健全的护理质控体系,人员职责明确,实行目标管理	各项指标符合要求:	C	实地查看护士对护理质量标准的执行情况;访谈护理管理人员对质控实施情况的了解;质控护士所在科室质控重点,每周如何落实、追踪、改进;查阅临床护理质量控制的相关标准及资料
		1. 有全院护理质量控制目标及各项护理质量标准并实施		
		2. 相关人员知晓上述内容并履行职责		
		符合"C",并:	B	
		1. 护士长负责落实本科室护理管理目标及并按标准实施护理管理		
		2. 主管部门对科室护理管理目标、护理质量有定期的检查、评价、分析、反馈,有整改措施		
		符合"B",并:	A	
		1. 对护理管理目标及各项护理标准落实情况有追踪和成效评价,有持续改进		
	4-1-2 有护理质量与安全管理组织,职责明确,有监管措施	各项指标符合要求:	C	实地查看科室质量与安全措施落实情况;访谈质量安全委员会成员,了解质控思路及管理措施;查阅相关资料
		1. 在医院质量与安全管理委员会下设护理质量与安全管理组织,人员构成合理、职责明确		
		2. 有年度护理质量与安全工作计划		
		符合"C",并:	B	
		1. 护理质量与安全管理委员会定期召开会议		
		2. 护理质量与安全工作计划落实到位		
		3. 设专职人员负责护理质量与安全管理,有考核记录		
		符合"B",并:	A	
		1. 对各科室质量与安全措施落实的成效有评价与再改进的具体措施		
	4-1-3 定期监测护理质量相关指标,对数据有分析并整改	各项指标符合要求:	C	实地查看护理质量相关监控指标的整改措施落实情况;访谈护士对护理质量相关监控指标的了解情况;查阅监测质量监控指标的资料
		1. 定期监测医院内跌倒、坠床、压疮、择期手术并发症(肺栓塞、深静脉血栓、肺部感染、人工气道意外拔出)的质量监控指标		
		符合"C",并:	B	
		1. 对监控指标数据有分析,制订改进措施并落实		
		符合"B",并:	A	
		1. 对改进后的监控指标数据有评价,改进有成效		

159

项目	基本要求	评价要点	档次	评价方法
4-2 有效落实	4-2-1 有危重患者护理常规及技术规范、工作流程及应急预案，对危重患者有风险评估和安全防范措施	各项指标符合要求： 1. 有危重患者护理常规及技术规范、工作流程及应急预案 2. 有危重患者风险评估、安全护理制度和措施 3. 护士知晓并掌握相关常规、流程、预案的内容	C	实地查看危重患者护理常规、流程、应急预案、制度、措施的落实情况；访谈护士对危重患者护理常规、流程、预案的知晓；查阅危重患者常规，具有可操作性，危重护理质量监测指标
		符合"C"，并： 1. 有危重患者病情变化风险评估和安全防范措施并有效实施，记录规范 2. 根据专科特点，使用恰当的质量监测指标并实施监测 3. 主管部门对落实情况进行定期检查，评价、分析，对存在问题及时反馈，并提整改建议	B	
		符合"B"，并： 1. 质量监测指标有监测、评价，并持续改进危重患者护理质量	A	
	4-2-2 护士具备护理危重患者的相关知识与操作技能	各项指标符合要求： 1. 护士经过危重患者护理理论和技术培训并考核合格 2. 护士具备的技术能力包括：危重患者护理常规及抢救技能、生命支持设备操作、患者病情评估与处理、紧急处置能力等	C	实地查看护士对危重患者的照护能力；责任护士能力与所管危重患者病情是否相符合；病区护士人力配置是否合理；查阅培训及检查的相关资料
		符合"C"，并： 1. 由具备上述技术能力的护士对危重患者实施护理 2. 护士正确实施危重患者护理常规、规范、流程及应急预案 3. 主管部门有护士培训、危重患者护理实施的考核评价机制	B	
		符合"B"，并： 1. 根据考核评价情况持续改进危重患者护理工作	A	

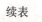

续表

项目	基本要求	评价要点	档次	评价方法
	4-2-3 有围术期的护理常规及技术规范,工作流程及应急预案,并有效执行	各项指标符合要求:	C	实地查看责任护士是否将围术期常规、规范、流程、预案落实到位;查阅主管部门检查资料
		1. 有患者围术期护理常规及技术规范、工作流程及应急预案		
		2. 对患者及家属做好术前、术后的解释和教育工作,有记录		
		符合"C",并:	B	
		1. 执行围术期护理常规及技术规范,工作流程及应急预案,有记录		
		2. 主管部门定期开展围术期护理质量评价,改进相关工作		
		符合"B",并:	A	
		1. 落实围术期护理工作,持续改进,效果良好		
	4-2-4 执行查对制度,能准确执行治疗、给药等护理服务	各项指标符合要求:	C	实地查看责任护士落实查对制度、用药护理的过程,如有问题追溯三级护理质控过程;查阅相关资料
		1. 有医嘱核对与处理流程		
		2. 有查对制度并提供符合相关操作规范的护理服务,有记录		
		3. 有观察、了解和处置患者用药与治疗反应的制度与流程		
		4. 护士知晓并掌握上述制度与流程的内容		
		符合"C",并:	B	
		1. 执行查对制度、医嘱核对制度与处理流程		
		2. 遵医嘱正确提供治疗、给药等护理服务,观察、了解和处置患者用药与治疗反应		
		3. 主管部门对落实情况进行定期检查,评价、分析,对存在问题及时反馈,并提出整改建议		
		符合"B",并:	A	
		1. 有监督与评价机制,有分析、改进措施,相关记录完整		
	4-2-5 遵照医嘱为患者提供符合规范的输血治疗服务	各项指标符合要求:	C	实地查看责任护士输血过程,看输血规范、流程、制度是否落实到位;访谈护士对输血规范、流程、制度的知晓;查阅输血记录与输血质控资料
		1. 有护理安全输血制度、输血查对制度、输血技术操作规范、输血流程、输血器的使用规定及流程		
		2. 有输血反应处理预案、报告、处理制度与流程		
		符合"C",并:	B	

161

续表

项目	基本要求	评价要点	档次	评价方法
		1. 执行输血制度、规范、流程及应急预案		
		2. 在输血前严格执行双人查对签名制度,确保准确无误		
		3. 规范实施临床输血治疗,密切观察输血反应		
		4. 有临床输血过程的质量管理监控及效果评价的制度与流程		
		符合"B",并:	A	
		1. 对输血质量管理监控及效果评价,有持续改进		
4-3　风险控制	4-3-1　有主动报告护理不良事件制度与激励措施	各项指标符合要求:	C	实地查看护理不良事件上报系统,护理不良事件报告有上报-分析-责任确认-系统整改-落实反馈等完整流程和制度;相关制度与流程是否有利于主动报告;查阅全院护理不良事件上报情况
		1. 实行非惩罚性护理安全(不良)事件报告制度,有护士主动报告的激励机制		
		2. 有护士主动报告护理安全(不良)事件的教育培训		
		3. 有多种途径便于护士报告护理安全(不良)事件		
		符合"C",并:	B	
		1. 有护理安全(不良)事件与医疗安全(不良)事件统一报告网络,统一管理		
		2. 护士对护理安全(不良)事件报告制度的知晓率100%		
		符合"B",并:	A	
		1. 护理安全(不良)事件报告系统敏感,有效,并持续改进		
	4-3-2　有针对护理安全(不良)事件案例原因分析及改进机制	各项指标符合要求:	C	实地查看改进的制度、流程落实情况;查阅资料,了解通过不良事件追溯质量安全环节的过程,修订的流程、制度,案例
		1. 护理安全(不良)事件有原因分析		
		2. 定期对护士进行安全警示教育		
		符合"C",并:	B	
		1. 应用护理安全(不良)事件案例原因分析结果,修订护理工作制度或完善工作流程并落实培训		
		符合"B",并:	A	
		1. 修订后的工作制度或流程执行情况有督查		
		2. 对各科室落实的成效有评价与持续改进		

续表

项目	基本要求	评价要点	档次	评价方法
	4-3-3 有护理风险防范措施,如跌倒、坠床、压疮、管路滑脱、用药错误等	各项指标符合要求:	C	实地查看以危重患者和特殊患者为重点,观察责任护士是否落实护理风险防范措施;药品的管理;访谈护士对护理风险防范措施知晓情况;查阅相关规定
		1. 重点制定患者身份识别、治疗、用药、手术、预防感染、预防跌倒等各环节的安全工作程序和措施		
		2. 有全院统一的病区药品管理制度,病区药品账物相符,高危药物、高浓度电解质等单独存放,标识清楚		
		符合"C",并:	B	
		1. 有安全用药工作流程,护士掌握特殊检查和治疗后的观察及处理措施,预防坠床、跌倒、压疮措施落实		
		符合"B",并:	A	
		1. 执行查对制度,避免用药错误、技术操作错误等		
	4-3-4 执行临床护理技术操作常见并发症的预防及处理规范	各项指标符合要求:	C	实地查看各项预防措施落实情况;低年资护士本院组织临床能力实境考核的相关制度和实施情况;查阅护理部相关资料
		1. 有临床护理技术操作常见并发症的预防与处理规范		
		2. 有护理技术操作培训计划并落实到位		
		3. 护士熟练掌握口腔护理、静脉输液、各种注射、鼻饲等常见技术操作及并发症预防措施及处理流程		
		符合"C",并:	B	
		1. 将"临床护理技术操作常见并发症的预防与处理规范"相关要求的手册发至对应岗位的人员		
		2. 主管部门定期进行临床常见护理技术操作考核		
		符合"B",并:	A	
		1. 对各科室落实"临床护理技术操作常见并发症的预防与处理规范"的成效有评价与持续改进		

续表

项目	基本要求	评价要点	档次	评价方法
	4-3-5　有重点环节应急管理制度，紧急意外情况的应急预案及演练	各项指标符合要求：	C	实地查看制度、预案的落实情况；查阅预案培训及演练的相关资料
		1. 有重点环节应急管理制度		
		2. 对重点环节：包括患者用药、输血、治疗、标本采集、围术期管理、安全管理等有应急预案		
		3. 相关岗位护士均知晓		
		符合"C"，并：	B	
		1. 应急预案有培训或演练		
		2. 护士配制化疗药、锐器处理、为隔离患者实施治疗及护理时防护措施到位		
		3. 有院内紧急意外事件(停电、停水、火灾、信息系统瘫痪等)的护理工作应急预案和处理流程		
		符合"B"，并：	A	
		1. 重点环节应急管理措施落实到位，紧急意外情况的应急预案及演练成效明显，并持续改进		
4-4　护理文书质量	医院护理文书书写质量	各项指标符合要求：	C	查阅护理文书资料，护士能够根据患者病情变化的主要问题进行记录，护士书写负担减轻。访谈护士对医院护理文书的看法
		1. 认真落实《卫生部办公厅关于在医疗机构推行表格式护理文书的通知》，结合本单位实际，完善医院护理文书书写规范、质量控制和考核标准		
		符合"C"，并：	B	
		1. 护士书写护理工作量下降、护士书写负担减轻		
		符合"B"，并：	A	
		1. 护士有更多的时间回归临床和患者身边，为患者提供护理服务		

附录3　自测题参考答案

第一章　绪论

1. A　　2. D　　3. A　　4. B　　5. B　　6. D　　7. C　　8. D　　9. C　　10. E
11. A　　12. C　　13. B　　14. D　　15. D　　16. E　　17. C　　18. A　　19. B　　20. E

第二章　卫生服务体系

1. B	2. B	3. E	4. B	5. C	6. D	7. B	8. C

第三章　计划工作

1. D	2. C	3. D	4. E	5. A	6. A	7. C	8. D	9. A	10. A
11. C	12. B	13. E	14. A	15. A	16. A	17. B	18. E	19. D	20. D

第四章　组织工作

1. A	2. C	3. E	4. A	5. B	6. A	7. D	8. B	9. C	10. A
11. B	12. E	13. E	14. D	15. A	16. E	17. C	18. C	19. E	20. C

第五章　人力资源管理

1. E	2. C	3. D	4. C	5. C	6. D	7. C	8. A	9. A	10. D
11. D	12. B	13. B	14. D	15. E	16. A	17. D			

第六章　领导工作

1. B	2. D	3. C	4. A	5. D	6. D	7. B	8. A	9. B	10. B
11. B	12. A	13. B	14. D	15. C	16. C	17. B	18. C	19. E	20. E

第七章　控制工作

1. E	2. D	3. C	4. A	5. D	6. C	7. B	8. A	9. E	10. B
11. A	12. C	13. A	14. B	15. D					

第八章　护理质量管理

1. B	2. B	3. E	4. D	5. E	6. C	7. E	8. A	9. B	10. A
11. E	12. B	13. A	14. C	15. D	16. D	17. E	18. A	19. D	20. C

第九章　护理与法

1. E	2. C	3. B	4. B	5. D	6. C	7. D	8. B	9. C	10. C
11. E	12. B	13. D	14. B	15. A	16. E	17. E	18. A	19. D	20. B

教 学 大 纲

一、课程性质

护理管理基础是中等卫生职业教育护理、助产专业的一门重要的专业选修课,是将管理学的理论、方法与护理管理实践相结合的一门护理人文课程。本课程的内容涉及护理工作中的管理问题,主要有管理概述、管理职能、护理质量管理、护理与法。本课程的任务是帮助学生基本掌握护理管理的基本原理和管理职能,促进学生人本观念的树立,运用科学的管理思维指导护理管理工作,能够运用管理基本理论和技能解决护理管理的实际问题。本课程的先修课程包括解剖学基础、生理学基础、药物学基础、护理学基础等。同步和后续课程包括内科护理、外科护理、妇产科护理、儿科护理、临床实习等。

二、课程目标

通过本课程的学习,学生能够达到下列要求:

(一)职业素养目标

1. 培养学生具有系统和以人为本的理念。
2. 培养学生具有严谨、求实的科学作风。
3. 培养学生具有主动分析护理管理问题的工作热情。
4. 培养学生具有良好的职业道德、人际沟通能力和团队精神。

(二)专业知识和技能目标

1. 掌握管理的基本原理。
2. 掌握护理管理职能的基本理论与方法。
3. 熟悉护理质量管理的基本方法。
4. 学会编制护理工作计划。
5. 学会护理工作模式的应用。
6. 学会护理质量管理的方法。

三、教学时间分配

教学内容	学时		
	理论	实践	合计
一、绪论	1	0	1
二、卫生服务体系	1	0	1
三、计划工作	1	2	3
四、组织工作	3	0	3
五、人力资源管理	1	0	1
六、领导工作	2	2	4
七、控制工作	1	0	1
八、护理质量管理	1	2	3
九、护理与法	1	0	1
合计	12	6	18

四、课程内容和要求

单元	教学内容	教学要求	教学活动参考	参考学时	
				理论	实践
一、绪论	（一）管理与管理学		理论讲授	1	0
	1. 管理与管理学的概念	掌握	多媒体演示		
	2. 管理的基本特征	了解	讨论		
	3. 管理的基本要素	熟悉	角色扮演		
	4. 管理的职能	了解			
	（二）护理管理概述				
	1. 护理管理的概念与任务	掌握			
	2. 护理管理的特点	了解			
	3. 护理管理的发展趋势	了解			
	4. 护理管理学	了解			
	（三）管理理论				
	1. 中国古代管理实践活动和管理思想	了解			
	2. 西方管理理论	了解			
	（四）管理的基本原理和相应原则				
	1. 系统原理	熟悉			
	2. 人本原理	熟悉			
	3. 动态原理	熟悉			
	4. 效益原理	熟悉			

续表

单元	教学内容	教学要求	教学活动参考	参考学时 理论	参考学时 实践
二、卫生服务体系	（一）我国卫生服务组织		理论讲授 多媒体演示	1	0
	1. 卫生服务体系的构成	了解			
	2. 卫生组织的类型	了解			
	（二）医院组织				
	1. 医院的概念	了解			
	2. 医院的分类与分级	熟悉			
	3. 医院的功能	熟悉			
	4. 医院的组织结构	了解			
	5. 医院的工作特点	熟悉			
	（三）护理组织				
	1. 卫生行政组织中的护理管理机构	了解			
	2. 医院护理管理系统	掌握			
	3. 护理学术组织	了解			
三、计划工作	（一）计划概述		理论讲授 多媒体演示 案例教学 讨论		
	1. 计划的概念	了解			
	2. 计划的类型	了解			
	3. 计划工作的原则	了解			
	4. 计划工作的一般步骤	掌握			
	5. 计划工作在护理管理中的作用	了解			
	（二）目标管理				
	1. 目标概述	了解			
	2. 目标管理概述	熟悉			
	3. 目标管理在护理管理中的作用	了解			
	（三）时间管理				
	1. 时间管理的概念	了解			
	2. 时间管理的基本步骤、方法与策略	熟悉			
	3. 时间管理在护理管理中的应用	了解			
	实训1 编制一份社区卫生服务中心的年度护理工作计划	学会	技能实践		2
四、组织工作	（一）组织概述		理论讲授 多媒体演示 案例教学 讨论 角色扮演	3	0
	1. 组织的概念	熟悉			
	2. 组织的职能	了解			
	3. 组织的基本要素	了解			
	4. 组织的分类	了解			
	（二）组织工作与组织管理				
	1. 组织工作	了解			
	2. 组织管理	了解			
	（三）组织设计与组织结构				
	1. 组织设计	了解			

续表

单元	教学内容	教学要求	教学活动参考	参考学时 理论	参考学时 实践
四、组织工作	2. 组织结构	掌握			
	（四）护理组织文化				
	1. 组织文化的含义	掌握			
	2. 组织文化的基本特征	熟悉			
	3. 组织文化的结构	了解			
	4. 护理组织文化建设	了解			
五、人力资源管理	（一）护理人力资源管理概述		理论讲授 多媒体演示 案例教学 讨论	1	0
	1. 护理人力资源管理的目标和特点	掌握			
	2. 护理人力资源管理的基本原理	掌握			
	3. 护理人力资源管理的基本职能	了解			
	（二）护理人员的编设				
	1. 护理人员编设的原则	掌握			
	2. 影响护理人员编设的因素	了解			
	3. 护理人员编设的计算方法	熟悉			
	4. 护理人员的排班	熟悉			
	（三）护理人员的培训与绩效考核				
	1. 护理人员培训	了解			
	2. 薪酬	了解			
	3. 绩效考核	了解			
六、领导工作	（一）领导工作概述		理论讲授 多媒体演示 案例教学 讨论	2	2
	1. 领导概述	了解			
	2. 领导者影响力	掌握			
	3. 领导者的作用	了解			
	4. 领导工作的原理和要求	熟悉			
	（二）领导理论				
	1. 领导方式理论	熟悉			
	2. 管理方格理论	熟悉			
	3. 领导生命周期理论	熟悉			
	（三）激励				
	1. 激励概述	了解			
	2. 激励理论	掌握			
	3. 激励艺术	了解			
	（四）组织沟通				
	1. 沟通概述	了解			
	2. 沟通的分类	了解			
	3. 有效沟通策略	了解			
	4. 沟通在护理管理中的应用	了解			
	（五）冲突与协调				
	1. 冲突概述	了解			

单元	教学内容	教学要求	教学活动参考	参考学时 理论	参考学时 实践
六、领导工作	2. 处理冲突的方法	了解			
	3. 协调的含义和作用	了解			
	4. 协调的原则和要求	了解			
	5. 协调的具体方法	了解			
	实训2 激励理论在护理工作中的应用	学会	案例分析		2
七、控制工作	（一）概述		理论讲授 多媒体演示 案例教学	1	0
	1. 控制的基本概念	掌握			
	2. 控制的类型	掌握			
	3. 控制的原则	熟悉			
	（二）控制的基本过程和方法				
	1. 控制的基本过程	熟悉			
	2. 控制的基本方法	了解			
	3. 有效控制系统的特征	了解			
八、护理质量管理	（一）护理质量管理概述		理论讲授 多媒体演示 案例教学 角色扮演 讨论	1	2
	1. 质量管理的相关概念	掌握			
	2. 护理质量和护理质量管理的概念	掌握			
	3. 护理质量管理的意义	了解			
	4. 护理质量管理的原则	了解			
	5. 护理质量管理的基本方法	掌握			
	（二）护理质量评价				
	1. 护理质量评价的内容	熟悉			
	2. 护理质量评价的形式	了解			
	（三）护理业务技术管理				
	1. 护理管理制度	了解			
	2. 基础护理管理	了解			
	3. 专科护理管理	了解			
	4. 新项目、新技术的护理管理	了解			
	实训3 运用PDCA管理循环提高患者满意度	学会	案例分析		2
九、护理与法	（一）与护理工作相关的法律法规		理论教学 多媒体演示 案例教学 角色扮演 讨论	1	0
	1. 卫生法体系与护理法	了解			
	2. 我国与护理相关的法律法规	了解			
	（二）护士执业注册相关法律法规				
	1. 护士注册管理机构与注册条件	熟悉			
	2. 首次注册与延续注册	熟悉			
	3. 变更注册与注销注册	熟悉			
	（三）护患双方的权利和义务				
	1. 护士的权利和义务	掌握			
	2. 患者的权利和义务	熟悉			

续表

单元	教学内容	教学要求	教学活动参考	参考学时	
				理论	实践
九、护理与法	（四）护理安全管理				
	1. 护理安全管理概述	了解			
	2. 影响护理安全管理的因素	了解			
	3. 护理安全管理措施	了解			
	（五）护理质量缺陷管理				
	1. 护理质量缺陷概述	了解			
	2. 护理质量缺陷的防范与处理	掌握			
	（六）护理工作中相关的法律问题				
	1. 护士执业活动中的法律问题	掌握			
	2. 护理制度规范在依法执业中的作用	了解			
	3. 依法执业问题	了解			
	4. 执业安全问题	了解			

五、说明

（一）教学安排

本教学大纲主要供中等卫生职业教育护理、助产专业教学使用。第三或第四学期开设，总学时为 18 学时，其中，理论学时 12 学时，实践教学 6 学时。学分为 1 学分。

（二）教学要求

1. 本课程对理论部分教学要求分为掌握、熟悉、了解 3 个层次。掌握：指对基本知识、基本理论有较深刻的认识，并能综合、灵活地运用所学的知识解决实际问题。熟悉：指能够领会概念、原理的基本含义，解释护理管理现象。了解：指对基本知识、基本理论能够有一定的认识，能够记忆所学的知识要求。

2. 本课程重点突出以岗位胜任力为导向的教学理念。在实践技能方面分为熟练掌握和学会两个层次。熟悉掌握：指能独立、规范地解决护理管理实际问题。学会：指在教师的指导下能初步解决护理管理实际问题。

（三）教学建议

1. 本课程依据护理、助产岗位的工作任务、职业能力要求，充分体现任务引领、职业能力导向的课程设计理念，强化理论实践一体化，突出"做中学、做中教"的职业教育特色，根据培养目标、教学内容和学生的学习特点以及职业资格考核要求，提倡项目教学、案例教学、任务教学、角色扮演、情境教学等方法，利用校内外实训基地，将学生的自主学习、合作学习和教师引导教学等教学组织形式有机结合，激发学生对护理管理的兴趣，使学生能够在学习活动中完成获得护理管理所需的职业能力。

2. 教学过程中，可通过测验、观察记录、技能考核和理论考试等多种形式对学生的职业素养、专业知识和技能进行综合考评。应体现评价主体的多元化，评价过程的多元化，评价方式的多元化。评价标准参照护士执业资格证书的标准，评价内容不仅关注学生对知识的理解和技能的掌握，更要关注知识在护理、助产工作实践中运用与解决实际问题的能力水平，重视护理、助产职业素质的形成。

中英文名词对照索引

M

P

Q

S

X

Y

Z

主要参考文献

1. 张振香.周彩峰,护理管理学.郑州:河南科学技术出版社,2012.

2. 刘延锦.护理管理学.北京:军事医学出版社,2013.

3. 段艮芳,王静.护理管理学.北京:高等教育出版社,2013 .

4. 殷翠.护理管理与科研基础.北京:人民卫生出版社,2011.

5. 雷芬芳.胡友权.护理管理学.北京:中国医药科技出版社,2009.

6. 王惠珍.护理管理学.北京:人民军医出版社,2007.

7. 姜小鹰.护理管理理论与实践.北京:人民卫生出版社,2011.

8. 彭幼清.护理学导论.北京:人民卫生出版社,2004.

9. 刘化侠.护理管理学.北京:人民卫生出版社,2004.

10. 李继平.护理管理学.北京:人民卫生出版社,2012.

11. 潘绍山,孙方敏,黄始振.现代护理管理.北京:科学技术文献出版社,2004.

12. 李继平.护理管理学学习指导及习题集.北京:人民卫生出版社,2007.

13. 杨明刚.实用管理学——知识·技能·案例与实训.上海:华东理工大学出版社,2002.

14. 罗伯特·赫勒.激励员工.戴世荃,贡晔,译.上海:上海科学技术出版社,2000.

15. 朱爱军.护理管理学.北京:中国医药科技出版社,2013.

16. 余凤英.护理管理学.北京:高等教育出版社,2003.

17. 郑翠红.护理管理学基础.北京:人民卫生出版社,2014.

18. 冉国英.护理管理学.重庆:重庆大学出版社,2014.

19. 彼得·德鲁克.卓有成效的管理者.许是祥,译.北京:机械工业出版社,2007.

20. 李践.高绩效人士的五项管理.北京:机械工业出版社,2010.

21. 杨明刚.实用管理学.上海:华东理工大学出版社,2001.

22. 常唐喜.护理管理.北京:高等教育出版社,2011.

23. 周三多,陈传明,鲁明泓.管理学——原理与方法.上海:复旦大学出版社,2001.

24. 张培珺.现代护理管理学.北京:北京大学医学出版社,2003.

25. 盖勇,王怀明.管理沟通.济南:山东大学出版社,2003.

26. 全国护士执业考试用书编写委员会.2015 全国护士执业资格考试指导.北京:人民卫生出版社,2015.

27. 黄金月.护理实践导论.北京:人民卫生出版社,2012.

28. 斯蒂芬·P·罗宾斯,玛丽·库尔特.管理学.第9版.孙健敏,等译.北京:中国人民大学出版社,2008.